MD, Diana Anderson

O Diário do Dochitect

MD, Diana Anderson

O Diário do Dochitect

Uma coleção de escritos sobre a intersecção da Medicina e da Arquitetura

ScienciaScripts

Imprint

Any brand names and product names mentioned in this book are subject to trademark, brand or patent protection and are trademarks or registered trademarks of their respective holders. The use of brand names, product names, common names, trade names, product descriptions etc. even without a particular marking in this work is in no way to be construed to mean that such names may be regarded as unrestricted in respect of trademark and brand protection legislation and could thus be used by anyone.

Cover image: www.ingimage.com

This book is a translation from the original published under ISBN 978-620-2-05796-7.

Publisher:
Sciencia Scripts
is a trademark of
Dodo Books Indian Ocean Ltd. and OmniScriptum S.R.L publishing group

120 High Road, East Finchley, London, N2 9ED, United Kingdom
Str. Armeneasca 28/1, office 1, Chisinau MD-2012, Republic of Moldova, Europe
Printed at: see last page
ISBN: 978-620-7-85471-4

Copyright © MD, Diana Anderson
Copyright © 2024 Dodo Books Indian Ocean Ltd. and OmniScriptum S.R.L publishing group

dochitect®

Arquitetura e medicina integradas. Cuidados de Saúde Inovadores.

As actuais práticas de arquitetura dos cuidados de saúde têm dado ênfase à melhoria do espaço para os doentes, com base em princípios de conceção de investigação baseados em provas que indicam que o ambiente construído tem influência nos resultados clínicos; continuam a faltar estratégias de conceção que visem o bem-estar dos prestadores de cuidados de saúde e apoiem as convenções de prática clínica, dando origem a ambientes de trabalho pouco acolhedores que podem ter um impacto negativo na prestação de cuidados.

O modelo dochitect permite a compreensão do processo arquitetónico a par da prática médica, proporcionando uma oportunidade para que o design dos cuidados de saúde passe de um método reativo para um método que responda às terapias médicas emergentes, dando ênfase à investigação baseada em provas e às melhores práticas futuras, a fim de melhorar a cultura geral de bem-estar, a prestação de cuidados de saúde e ajudar a criar o modelo hospitalar do futuro.

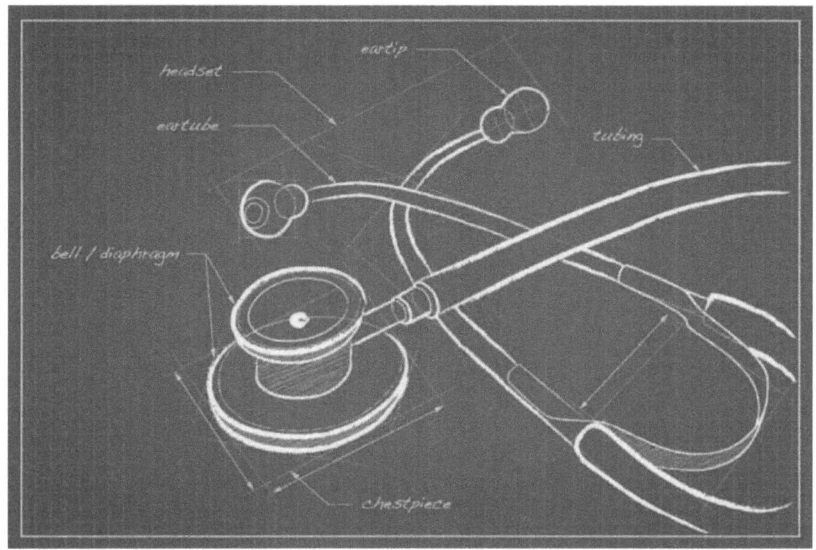

Gráfica: Rachel Schauer

Fornecimento de soluções integradas que fazem a ponte entre a medicina e a arquitetura para melhorar a experiência, a qualidade e a prestação de cuidados de saúde.

Índice

Testemunhos sobre o Modelo Dochitect

"A Dra. Anderson proferiu uma palestra generosa que sintetizou a sua perspetiva como profissional de duas áreas. Manteve a atenção de todos ao iluminar o design e a investigação médica com exemplos concretos e muitas vezes pessoais. Ficámos encantados. Aguardamos ansiosamente o trabalho de design informado pelo seu intenso foco e profissionalismo e esperamos que ela dê um novo significado ao design baseado em evidências nos cuidados de saúde."

--Valerie Fletcher, Directora Executiva, Institute for Human Centered Design

"A palestra do Dr. Anderson contou com a presença de quase um milhar de projectistas, engenheiros e construtores que projectam e constroem a maioria das instalações de cuidados de saúde no estado da Florida. Sei que fez uma diferença significativa na forma como irão abordar o próximo desafio de projeto que tiverem. Não é frequente termos a oportunidade de compreender realmente como até o mais pequeno pormenor do projeto pode ter um grande impacto na forma como os cuidados de saúde são prestados. A sua apresentação foi uma das mais comentadas da conferência".

--Skip Gregory, NCARB, Seminário Anual da Agência de Administração de Cuidados de Saúde (AHCA) e Reunião Anual da Associação de Engenharia de Cuidados de Saúde da Florida (FHEA)

"A experiência e os conhecimentos da Dra. Anderson como médica e arquiteta ajudaram-na a conduzir um debate com 50 designers e arquitectos sobre a melhoria da conceção clínica. A sua experiência como médica deu à audiência a oportunidade de compreender o design a partir do interior e os problemas diários que os nossos prestadores de cuidados de saúde enfrentam, a maioria dos quais podem ser resolvidos através de um design melhorado."

--Tracy Nichols, IIDA, EDAC, Directora de Cuidados de Saúde, STEELCASE HEALTH

Comentários ao The Dochitect Journal

"Muito obrigado por estes comentários soberbos. Para os arquitectos, representam uma oportunidade única para conhecermos o mundo da medicina de uma perspetiva que normalmente nos é vedada. Podemos passear pelos corredores, falar com médicos e outros clínicos e acompanhar as pessoas nas suas rotinas diárias. Mas não creio que nada disso seja tão benéfico como as suas observações informadas,

transmitidas de forma convincente nas suas narrativas de estilo diário. Para os clínicos, os seus comentários enviam uma mensagem clara de que existe um desejo e um mecanismo para uma mudança positiva e que, com o contributo adequado, os arquitectos podem ajudar. As coisas não têm de ser como são. Ótimo material. Estou ansioso por mais! Por favor, continuem assim - a vossa perspetiva é tão única e refrescante."

--David   Watkins, FAIA, Presidente, WHR Architects

Uma raça rara

Introdução de D. Kirk Hamilton

Este volume é um testemunho do empenhamento colaborativo de Diana Anderson. Conheço-a há duas décadas e admiro a sua exploração contínua dos mundos interdisciplinares da medicina e da arquitetura. Diana é uma das poucas pessoas licenciadas tanto em medicina como em arquitetura, e tem continuado a dedicar-se eficazmente a ambas ao longo do seu percurso profissional único. Ela é de facto uma raça rara e valiosa.

Uma anedota da minha carreira anterior como arquiteto hospitalar é que muitos médicos me disseram que queriam ser arquitectos. O que não se dizia era que não se podia fazer as duas coisas. Não é o caso de Diana, que tem uma verdadeira paixão e aptidão para ambas. Diana traz ambas as perspectivas para o seu trabalho e dá importantes contributos para a área com a visão mais alargada de alguém que vê o que os outros não vêem.

As possibilidades especiais que resultam da combinação das competências e dos pontos de vista duplos de Diana incluem a capacidade de ver o ambiente da medicina e dos cuidados de saúde de uma forma natural para apenas alguns médicos, e a forma de compreender como esse ambiente terá de ser utilizado de uma forma que apenas alguns arquitectos conseguem compreender. A sua atitude de vanguarda ajuda a reduzir as barreiras do pensamento em silos e abre as possibilidades de novas abordagens.

É com prazer que celebro esta coleção do trabalho escrito de Diana Anderson e aguardo com expetativa onde o seu caminho a levará, e a nós, no futuro.

***D. Kirk Hamilton, PhD, FAIA, FACHA, EDAC**, é o Professor de Projeto de Instalações de Saúde da Julie & Craig Beale Endowed na Texas A&M University em College Station, Texas. Praticou a conceção de hospitais durante 30 anos antes de se tornar académico e foi presidente da Academia de Arquitetura para a Saúde da AIA e do Colégio Americano de Arquitectos de Cuidados de Saúde.*

Capítulo 1

Biografia do arquiteto

Diana C. Anderson, MD, M.Arch, é uma arquiteta licenciada e certificada pela Ordem dos Arquitectos do Quebeque (OAQ) e pelo American College of Healthcare Architects (ACHA), para além de ser uma médica internista licenciada e certificada pelo American Board of Internal Medicine (ABIM). Completou a sua formação de residência médica no New York-Presbyterian Hospital, Columbia University Medical Center na cidade de Nova Iorque.

Como "dochitect", o Dr. Anderson combina a experiência educacional e profissional em medicina e arquitetura, de modo a compreender verdadeiramente o que está envolvido no planeamento médico e no trabalho no ambiente de cuidados de saúde. O Dr. Anderson trabalhou em projectos de conceção de hospitais nos Estados Unidos, Canadá e Austrália, especializando-se no planeamento médico de unidades de internamento, especificamente em ambientes de unidades de cuidados intensivos.

O Dr. Anderson já recebeu a bolsa de estudos de pós-graduação do AIA Arthur N. Tuttle Jr. em Planeamento e Design de Instalações de Saúde em 2003-04 e a bolsa de estudos Tradewell em 2008-09 em design de cuidados de saúde e planeamento médico atribuída pela WHR Architects em Houston, Texas.

A Dra. Anderson é a anterior presidente do *Comité de Design de UCI* da Society of Critical Care Medicine (SCCM) que, juntamente com a American Association of Critical Care Nurses e o American Institute of Architects/Academy of Architecture for Health, co-patrocina um concurso anual de design de unidades de cuidados intensivos. Fez também parte de um grupo de trabalho para atualizar as *Guidelines for Intensive Care Unit Design*, publicadas na revista Critical Care Medicine e vencedora do prémio da secção da SCCM de 2013 para directrizes publicadas. Foi reconhecida pela SCCM cinco anos consecutivos com uma Citação Presidencial pelas suas extraordinárias contribuições de tempo, energia e recursos para a organização.

O Dr. Anderson é amplamente publicado em revistas de arquitetura e medicina, livros e na imprensa popular, incluindo a revista Healthcare Design, a Health

A revista Environments Research & Design, o Journal of the American Medical Association, o Canadian Medical Association Journal, o World Health Design, o

British Medical Journal, o American Journal of Medical Quality e o Journal of the American Geriatrics Society.

Oradora frequente sobre o impacto da conceção dos cuidados de saúde nos resultados dos pacientes, na satisfação do pessoal e em tópicos relacionados, a Dra. Anderson fez apresentações em conferências e reuniões nacionais e internacionais, incluindo a exposição e conferência anual do Center for Health Design, o fórum anual de cuidados de saúde do International Union of Architects Public Health Group, o International Academy for Design & Health World Congress on Design & Health, o congresso anual da Society of Critical Care Medicine e no Department of Medicine Grand Rounds, Columbia University Medical Center. Também deu palestras na Faculdade de Arquitetura da Universidade Texas A&M e na Escola de Design de Interiores de Nova Iorque.

O Dr. Anderson é cofundador do grupo **Clinicians for Design** (CfD), uma rede internacional de líderes com a visão de inspirar e promover ambientes e sistemas que enriquecem a interface dos cuidados de saúde. *Leia mais sobre o CfD no Capítulo 13.*

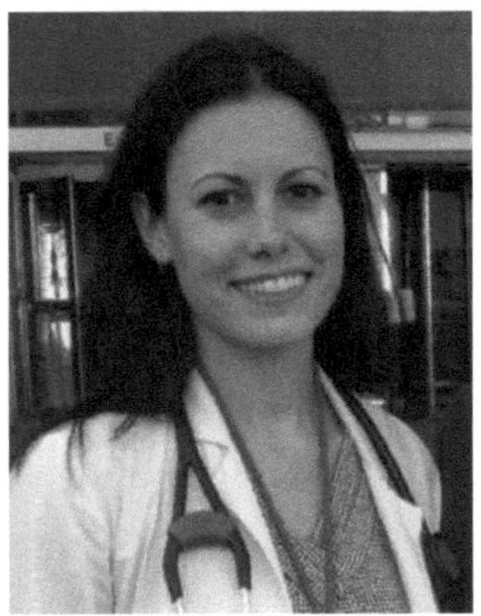

Diana C. Anderson, MD, M.Arch

American Board of Internal Medicine (ABIM) Colégio Americano de Arquitectos de Cuidados de Saúde (ACHA)

A história de um arquiteto

Como arquiteto, ingressei na profissão devido ao desejo de melhorar os ambientes em que as pessoas vivem e trabalham. Esta ambição acentua-se na área do design hospitalar, onde os projectistas médicos têm a oportunidade de conceber espaços nos quais as pessoas vivem as ocasiões mais alegres, bem como momentos de extremo sofrimento e angústia. Para além do design, a medicina sempre me atraiu como um campo humanista e ofereceu uma oportunidade de ajudar as pessoas no aspeto mais vital das suas vidas - a sua saúde.

Apesar da inclusão dos clínicos no processo de conceção e construção, pode continuar a haver uma certa desconexão entre a visão inicial daqueles que projectam o hospital e a utilização clínica final do espaço. Esta dicotomia é talvez melhor expressa pelo arquiteto Louis Kahn, que afirmou que *"uma vez desafiado, o arquiteto encontrará formas e meios completamente novos para produzir o hospital, mas não pode saber o que o médico sabe"*.

Ao longo dos meus anos de faculdade de medicina e durante a minha formação de residência, mantive dois cadernos no bolso da bata branca; um para os factos médicos, um achado comum entre os estagiários, e o outro para notas e esboços de design. Estes livros representam a minha intenção de fazer a ponte entre a arquitetura e a medicina através do campo do design de cuidados de saúde.

A minha carreira híbrida começou quando era estudante de arquitetura, ao aperceber-me de que na prática da arquitetura existia uma subespecialidade de conceção de hospitais. Lembro-me da primeira vez que entrei num edifício hospitalar e não senti aquela sensação de desconforto no fundo das minhas entranhas que a maioria das pessoas sente quando entra num ambiente tão desconhecido. Senti-me imediatamente à vontade no espaço, inspirado pelo que via e determinado a compreender este efeito de bem-estar iniciado pelo design do que me rodeava. Nesse dia, a minha carreira mudou de rumo. O hospital era o Sanatório Paimio, construído no início da década de 1930 na Finlândia, projetado por Alvar Aalto. Aalto não só concebeu o hospital tendo como principal inspiração o doente com tuberculose, como também expandiu as suas soluções arquitectónicas para além da disposição física do próprio edifício. Por exemplo, Aalto acreditava que cada doente devia ter o seu próprio lavatório e concebeu torneiras inclinadas para evitar ruídos e salpicos; a cadeira Paimio foi concebida para otimizar a melhor posição para o doente de tuberculose respirar sentado. *Leia mais sobre o projeto do Sanatório Paimio no Capítulo 4- Humanizar o Hospital: Lições de Design de um Sanatório Finlandês.*

Ao visitar outras instalações, fiquei intrigado com as ciências biológicas e com o trabalho humanista que se realizava nos hospitais, o que me levou a prosseguir o estudo da medicina. Curiosamente, quando comecei a trabalhar em ambientes de cuidados de saúde como estudante de medicina, via muitas vezes equipas de design a fazer visitas guiadas enquanto eu estava ocupado com os médicos e dei por mim a refletir sobre as minhas experiências de design. Suponho que nunca fui capaz de pôr os dois pés no mesmo balde, por assim dizer.

Acredito que os profissionais híbridos podem fornecer soluções integradas que cruzam as disciplinas de novas maneiras. Ao combinar a minha experiência em arquitetura hospitalar com a minha formação médica, estou empenhado em desenvolver abordagens multidisciplinares para melhorar a qualidade e a prestação de cuidados de saúde.

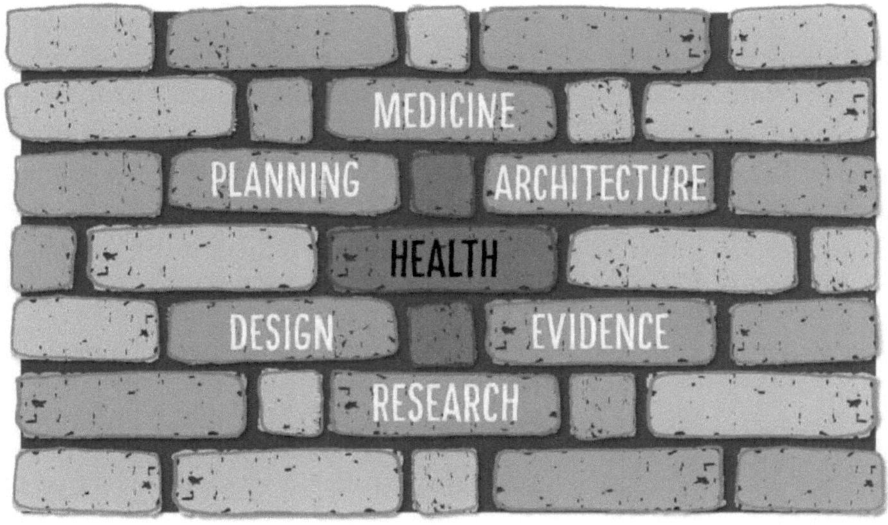

Gráfica: Rachel Schauer

Capítulo 2

O modelo médico-arquiteto: Inovação na intersecção de campos

Continua a ser necessário um modelo de colaboração entre domínios, de modo a que os designers possam aprender com a área médica e vice-versa, evoluindo ainda mais a experiência prática. É provável que as equipas de elevado desempenho liderem o futuro das soluções inovadoras no domínio dos cuidados de saúde.

O modelo **DOCHITECT** representa uma oportunidade única para os arquitectos conhecerem o mundo da medicina de uma perspetiva que normalmente não é visível. Os projectistas podem percorrer os corredores, acompanhar as pessoas nas suas rotinas diárias, falar com médicos e outros clínicos, mas muitas vezes pode ser difícil aprender os meandros de uma determinada profissão e as suas convenções práticas. *Por exemplo, a arte do exame físico é ensinada com a convenção de efetuar o exame a partir do lado direito do doente. No entanto, muitas vezes, quando entro numa sala de consulta, verifico que o lado direito da mesa de exame está encostado à parede e que não consigo aceder ao doente como fui treinado.* As observações informadas transmitidas através de narrativas de estilo diário e anedotas práticas podem beneficiar o processo de conceção e o ambiente de trabalho.

Para os clínicos, o domínio do **Design Baseado em Evidências (EBD)** proporciona uma metodologia familiar de prática baseada em evidências. O advento da EBD promove a comunicação interdisciplinar, uma vez que os clínicos estão habituados a ler e aplicar a literatura de investigação na sua prática diária. Os arquitectos podem informar o médico, promovendo a consciencialização do seu ambiente físico e o impacto na saúde física e no bem-estar. O campo da medicina tornou-se a arte de gerir uma complexidade extrema e a ultra-especialização levou à necessidade de um ambiente de colaboração. Estamos a evoluir para um modelo interdisciplinar em que o médico se torna menos um diretor na avaliação e tratamento do doente e mais um coordenador com a equipa multidisciplinar para ajudar os doentes a monitorizar a sua saúde. Esta complexidade nos cuidados de saúde incentivou considerações alternativas para melhorar as respostas fisiológicas, levando os meus colegas clínicos a considerar o design arquitetónico e as provas existentes nos seus planos de cuidados e na medição dos resultados clínicos.

A importância da conceção pode também ser realçada aos médicos como uma componente da melhoria da qualidade e da mudança do sistema de saúde, áreas que estão atualmente a merecer muita atenção e concentração. Tal como o papel de um arquiteto se estende para além do cliente, para os seus colegas profissionais, para a profissão e para a sociedade em geral, o mesmo acontece com o dever do médico para com os seus doentes e para com a saúde geral da população. Acredito que o crescente campo da conceção de cuidados de saúde envia uma mensagem clara de que existe um desejo e um mecanismo para uma mudança positiva e, com o contributo adequado, os arquitectos podem ajudar.

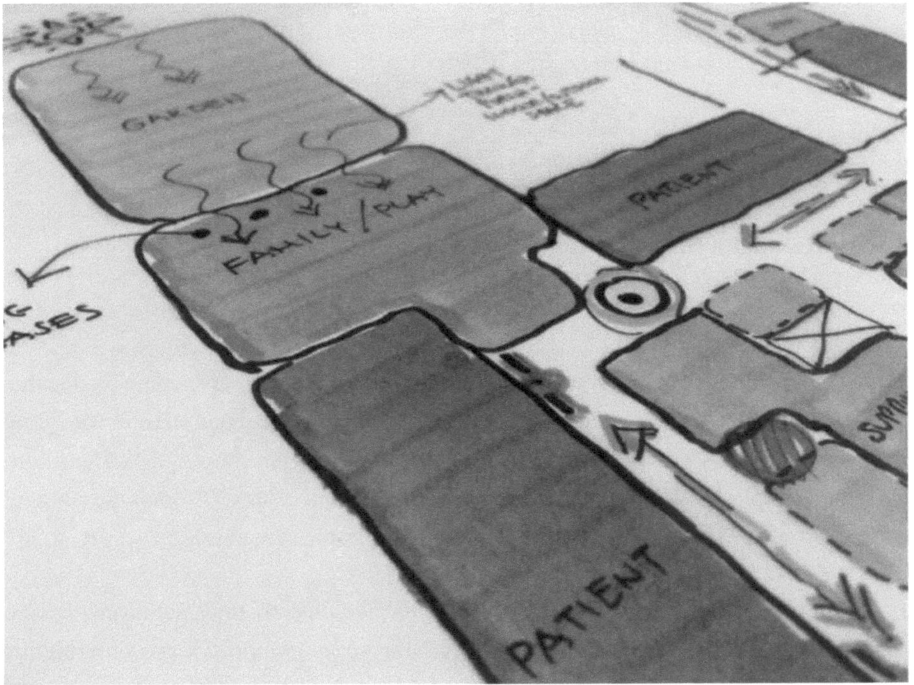

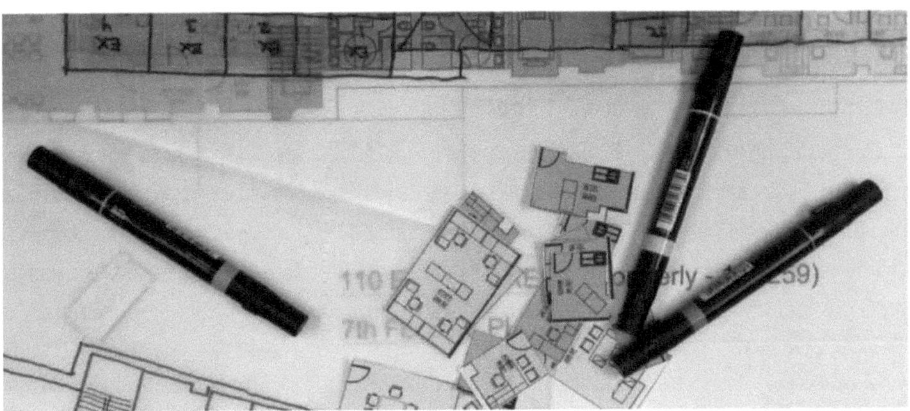

Esboços: Diana Anderson

Capítulo 3

Utilizar a conceção baseada em provas para produzir edifícios hospitalares mais saudáveis

Este artigo foi originalmente publicado no The British Medical Journal Careers e pode ser encontrado online na seguinte hiperligação: http://careers. bmj. com/careers/advice/view- article.html? id=20014442. Este artigo também foi publicado em versão impressa no BMJ Careers 2013;347:4-5.

Diana C Anderson, MD, M.Arch.
Médico residente, Departamento de Medicina
New York-Presbyterian Hospital - Centro Médico da Universidade de Columbia

D. Kirk Hamilton, B.Arch., MSOD
Professor, Departamento de Arquitetura
Universidade A&M do Texas

Os dados sobre o modo como a arquitetura afecta o pessoal de saúde e os doentes estão a influenciar cada vez mais a conceção dos hospitais. Diana Anderson, uma arquiteta qualificada e médica num grande hospital urbano terciário, e Kirk Hamilton, um arquiteto que trabalha atualmente no meio académico após 30 anos de prática, apresentam uma perspetiva internacional sobre as questões em causa.

A conceção de um hospital melhorou em relação aos ambientes sombrios, frios e que prejudicavam a vida de antigamente, muitas vezes compostos por enfermarias apinhadas, demasiados azulejos verdes, odores anti-sépticos generalizados e o brilho de uma iluminação intensa. No entanto, é pouco provável que o hospital típico de hoje gere sensações calorosas e agradáveis e, ao mesmo tempo, suporte eficaz e eficientemente as tarefas complexas associadas a cuidados de qualidade.

Em geral, nos hospitais, é dada a maior prioridade ao espaço destinado aos doentes, enquanto as áreas destinadas ao pessoal estão localizadas no centro para permitir a entrada de janelas para os doentes, carecendo assim de luz natural. Esta situação pode ser adequada para os doentes, mas as suas estadias são cada vez mais curtas, ao passo que o pessoal trabalha muitas horas durante anos num ambiente pouco estimulante.

O pessoal tem muitas vezes de percorrer longas distâncias entre áreas frequentemente utilizadas, como o laboratório, o banco de sangue e o departamento de radiologia, e a falta de espaços multidisciplinares inibe as reuniões improvisadas e as interacções cara a cara entre os clínicos. Os corredores também não dispõem de tomadas eléctricas para as rondas diárias com computadores sobre rodas, já para não falar da ausência de superfícies onde repousar as chávenas de café e os papéis durante estas sessões, que muitas vezes constituem a maior parte do dia de um clínico.

A disposição correcta dos quartos clínicos pode promover a segurança, a comunicação e a privacidade. Mas muitos exemplos de conceção de salas não são conducentes às necessidades práticas diárias do clínico que efectua exames e procedimentos à cabeceira. A arte do exame físico é ensinada a partir do lado direito do doente, mas é frequente entrar-se numa sala de clínica onde a posição da mesa de exame inibe esta convenção. Para além disso, mesmo que as salas de permanência dos médicos tenham sido inicialmente incluídas nos planos dos departamentos, são frequentemente deslocadas ou eliminadas.

Os edifícios hospitalares devem ajudar a diminuir os erros médicos, o tempo de internamento, as infecções adquiridas no hospital e os danos causados aos doentes e ao pessoal, e os elementos de conceção podem ajudar a atingir estes objectivos. Está provado que os quartos privados dos doentes diminuem o risco de infecções hospitalares, reduzem o stress causado pelo ruído, acomodam as famílias de forma mais confortável e reduzem as transferências de quartos, uma das principais causas de erros médicos.

O design e a localização ideais dos lavatórios promovem a lavagem das mãos, o elemento mais importante no controlo de infecções. Nas áreas de cuidados intensivos, a falta de um design consistente para os quartos dos doentes, serviços de limpeza e postos de enfermagem deixa o pessoal à procura de materiais. Em contrapartida, a normalização dos materiais e da disposição dos quartos promove a eficiência, com o potencial de reduzir os erros médicos.

Os arquitectos também começam agora a incorporar ideias inovadoras na conceção dos edifícios hospitalares, tais como painéis de mensagens e pagers para libertar os doentes das salas de espera monótonas e a integração de jardins nas clínicas e unidades de cuidados intensivos.

O hospital ideal deve ser projetado com o máximo de adaptabilidade e flexibilidade para acomodar a mudança e proporcionar espaço para o crescimento futuro e alterações na prestação de serviços. Uma conceção ideal pode incluir diagnósticos alargados, um centro de procedimentos multimodais e camas de curta duração.

Parte do desafio que o arquiteto enfrenta é equilibrar as necessidades funcionais do utilizador com os riscos e benefícios dos custos de capital e das poupanças operacionais contínuas. Desenvolver uma placa de piso estreita para permitir um maior acesso à luz do dia pode aumentar o custo devido ao perímetro adicional do edifício, aos vidros e aos materiais necessários. Mas a incorporação de características de conceção baseadas em evidências, como janelas para luz natural, lavatórios adicionais para controlo de infecções e quartos individuais para doentes, pode levar a poupanças de custos através da redução de erros médicos, infecções nosocomiais e transferências de doentes.

Os arquitectos compreendem a necessidade de ter em conta o pessoal num modelo centrado no doente. É provável que a razão pela qual os edifícios hospitalares não se centram frequentemente nas necessidades do pessoal seja a falta de compreensão das rotinas e práticas de trabalho dos médicos.

Os gabinetes de arquitetura estão agora a começar a integrar investigadores baseados na prática nas suas equipas, para que estas possam conceber com base em provas, incorporar provas para tomar melhores decisões de conceção e realizar investigação de resultados para contribuir para a crescente base de provas. Mas ainda há muito poucas oportunidades para os projectistas acompanharem os clínicos e adquirirem uma compreensão mais profunda da prestação de cuidados de saúde. É necessário um modelo de colaboração entre domínios para que os designers possam aprender com o domínio da medicina e vice-versa.

A conceção dos hospitais poderia ser muito melhor e a comunidade especializada em design está pronta a colaborar com a comunidade clínica para o fazer. O design para o bem-estar do paciente e da família tem um apoio considerável. Apelamos aos clínicos para que considerem o seu ambiente de trabalho com novos olhos e defendam melhorias, de modo a que os hospitais possam deixar de ser locais de apoio e passem a ser locais que facilitem a interação multidisciplinar, promovam o bem-estar do pessoal e melhorem a prestação segura e eficiente de cuidados aos doentes.

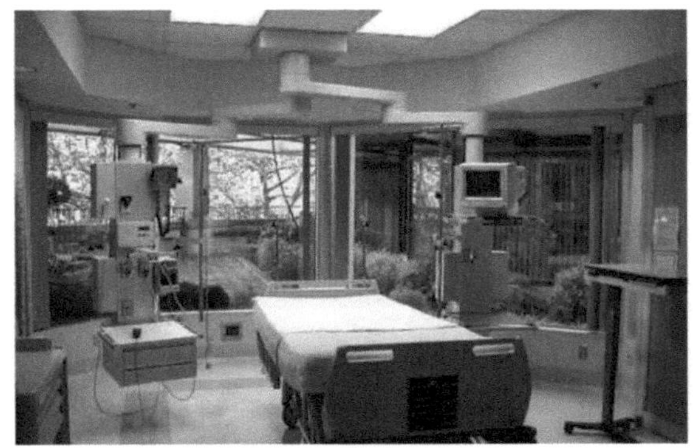

Unidade de Cuidados Intensivos do Legacy Good Samaritan Hospital, Portland, Oregon Quarto de doente de cuidados intensivos com vidro do chão ao teto e acesso exterior ao espaço ajardinado.
Foto: D. Kirk Hamilton

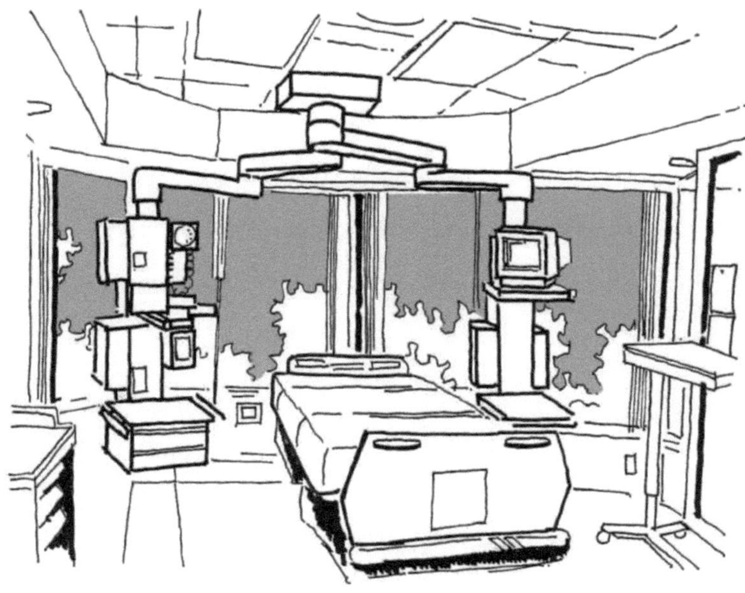

Esboço: Diana Anderson

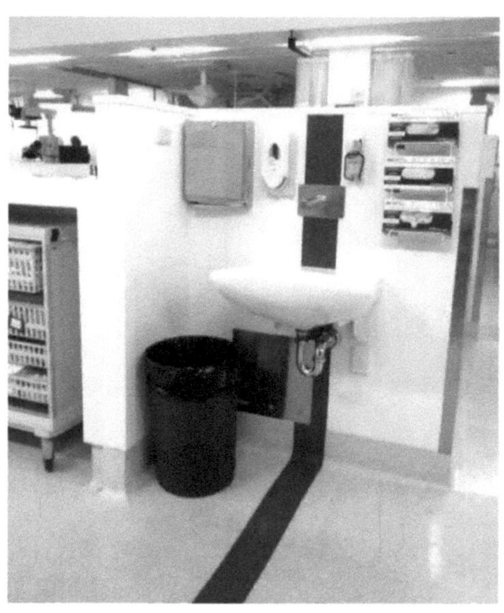

Unidade de Cuidados Críticos Alfred, Melbourne, Austrália
As técnicas de design de interiores, como esta risca vermelha, ajudam a promover a lavagem das mãos
e as práticas de controlo de infecções.
Foto: Diana Anderson

As minhas experiências de má conceção hospitalar: Diana Anderson

O comentário seguinte também foi publicado no BMJ Careers 2013;347:4-5.

Sou médico residente e uma grande parte da minha hesitação em prosseguir a formação clínica avançada deveu-se ao que considero ser um ambiente hospitalar intolerável. As instalações do pessoal são frequentemente desprovidas de janelas ou de arte, e dei por mim a ansiar desesperadamente pelo primeiro raio de sol depois de um longo turno. Trabalhar em ambientes com ruído constante de alarmes de ventiladores e infusões, polidores de pavimentos, telefones, pagers e discussões do pessoal cria uma batalha constante para trabalhar eficazmente ou para manter conversas privadas, muitas vezes decisivas para a vida dos doentes.

Durante o meu período inicial de trabalho em hospitais, perguntei-me muitas vezes: "Será que alguém pergunta aos médicos a sua opinião sobre a conceção e a função dos seus ambientes de trabalho? Será que não se apercebem que as características do ambiente físico podem aumentar ou diminuir a produtividade, ou reduzir o stress associado ao nosso trabalho e ao estado dos nossos doentes?"

No meu estágio de obstetrícia, enquanto estudante de medicina, as salas de chamada situavam-se vários pisos acima da unidade de trabalho de parto e parto, o que significava que muitas vezes perdíamos partos, aprendendo assim a não utilizar a suite enquanto dormíamos em cadeiras mais próximas das nossas doentes. Nas unidades de doentes que não dispunham de espaço para descanso, dei por mim a retirar-me para as salas de abastecimento para recuperar a calma em momentos de grande tensão. Como médico, arquiteto licenciado e doente, considero que muitos espaços planeados não se adequam à sua utilização real.

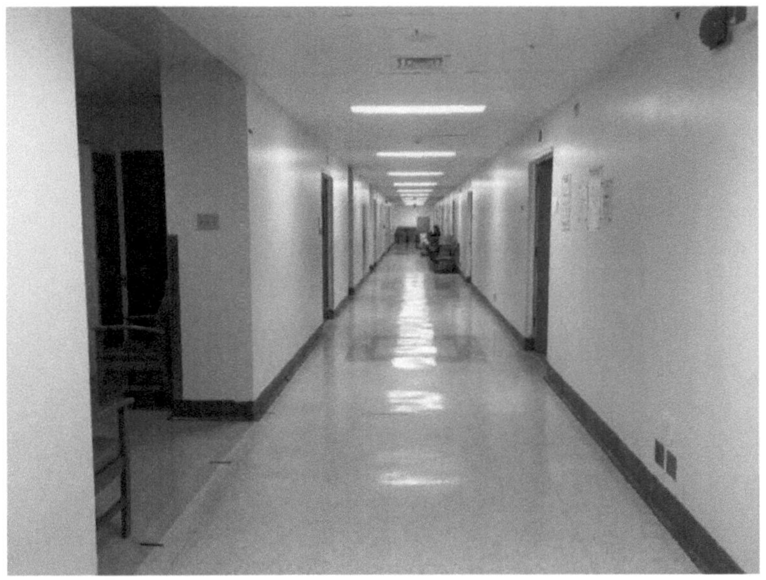

Foto: Diana Anderson
Nota: esta imagem não aparece no artigo original do BMJ

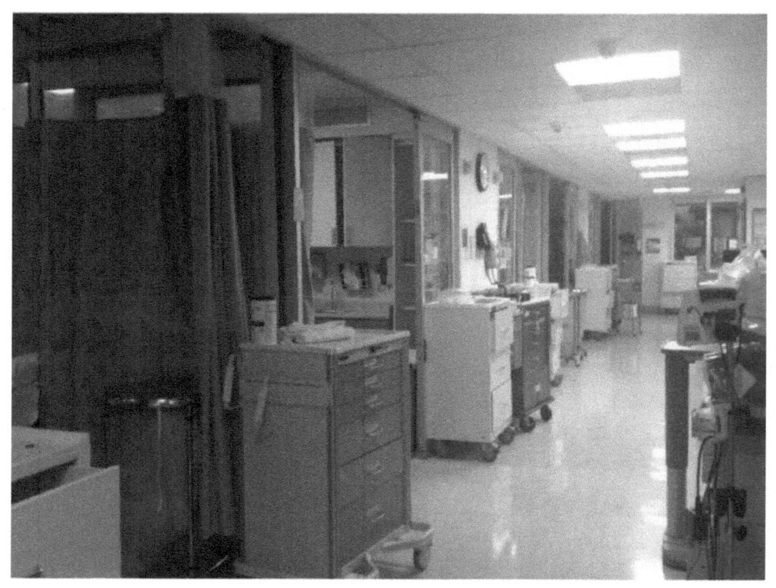

Foto: Diana Anderson
Nota: esta imagem não aparece no artigo original do BMJ

Capítulo 4

Humanizar o hospital: Lições de design de um sanatório finlandês

Reproduzido de Diana Anderson, Humanizing the Hospital: Design lessons from a Finnish Sanatorium, Canadian Medical Association Journal, 10 de agosto de 2010;182(11):E535-E537. © Canadian Medical Association (Online 2009, In Print 2010). Este trabalho está protegido por direitos de autor e a realização desta cópia foi efectuada com a autorização do Canadian Medical Association Journal (www.cmaj.ca) e do Access Copyright. Qualquer alteração do seu conteúdo ou cópia posterior, sob qualquer forma, é estritamente proibida, exceto se permitido por lei.

Diana Anderson, M.D., M.Arch.
Bolseiro da Tradewell
WHR Architects, Inc.
Houston, Texas

Existem provas que indicam que a boa conceção dos espaços físicos desempenha um papel importante para tornar os hospitais mais seguros, promovendo simultaneamente a cura dos doentes. Desde o início dos anos 80, o campo da medicina tem-se orientado para uma prática baseada em provas, em que as escolhas clínicas se baseiam em informações relacionadas com a investigação. Do mesmo modo, a conceção dos hospitais é cada vez mais orientada pela investigação que associa os ambientes físicos aos resultados dos cuidados de saúde através do processo de conceção baseada em provas (EBD).[1]

No passado, prestava-se apenas uma atenção modesta à criação de ambientes que acalmassem os doentes e respondessem às suas necessidades emocionais. Nos últimos anos, a investigação demonstrou que a conceção convencional dos hospitais pode aumentar o stress, diminuir a satisfação com os cuidados de saúde, reduzir a segurança, piorar os resultados médicos, diminuir o moral do pessoal e diminuir a eficácia global da prestação de cuidados. Outros estudos confirmam o significado positivo de que a melhoria da conceção dos ambientes hospitalares pode contribuir para reduzir o stress, tornar os doentes mais seguros, promover melhores resultados e permitir que o pessoal faça o seu trabalho de forma mais eficaz e com menos esforço.[1]

O termo Design Baseado em Evidências, definido oficialmente em 2003 pelo arquiteto de cuidados de saúde D. Kirk Hamilton, evoluiu desde a sua criação para refletir o conhecimento adquirido através da aplicação do processo EBD.[2] O Center for

Health Design define agora o EBD como "o processo de basear as decisões sobre o ambiente construído em investigação credível para alcançar os melhores resultados possíveis". [3] Embora o EBD seja um conceito recente, os exemplos históricos que demonstram uma consciencialização dos benefícios dos espaços de apoio psicológico desempenharam, sem dúvida, um papel importante no desenvolvimento deste modelo de design.

As observações de Florence Nightingale no final do século XIX, após as suas experiências de assistência a soldados feridos durante a Guerra da Crimeia de 1854, ilustram uma apreciação precoce da importância da conceção do espaço hospitalar[4] : *"Menciono, por experiência própria, como sendo bastante percetível na promoção da recuperação, o facto de se poder ver através de uma janela, em vez de olhar contra uma parede morta; a cor viva das flores, o facto de se poder ler na cama à luz de uma janela perto da cabeceira da cama. Diz-se geralmente que o efeito é sobre a mente. Talvez seja assim, mas nem por isso é menos no corpo..."* -Florence Nightingale, diário, [18605]

Atualmente, existe um reconhecimento universal de que uma conceção de elevada qualidade pode melhorar e contribuir para as experiências e os resultados dos doentes. Muitos elementos de design já não são vistos como opcionais, mas sim como requisitos fundamentais para as instalações de cuidados de saúde, como a incorporação da natureza e o acesso à luz natural.[1]

O Sanatório de Paimio, construído no início da década de 1930 na parte sudoeste da Finlândia, demonstra o apreço por um bom design e a ambição de criar ambientes de cura que emulam a natureza. Os visitantes ficarão impressionados com as estratégias de design abrangentes que o arquiteto utilizou quando planeou as instalações há mais de setenta anos. O hospital, originalmente concebido e construído para doentes com tuberculose, está cuidadosamente localizado entre pinheiros que se adequam ao requisito funcional de isolamento do hospital. Alvar Aalto, um dos arquitectos mais reconhecidos do século XX e natural da Finlândia, foi o vencedor do concurso de arquitetura de 1927 para o projeto das instalações. Concebeu o sanatório tendo em conta não só o doente, mas também o doente de tuberculose como principal inspiração.[6]

Os pormenores incorporados na conceção do edifício por Aalto ilustram muitas das estratégias de conceção baseadas em provas publicadas nos últimos anos. Os doentes permaneciam geralmente no sanatório durante longos períodos de tempo, sendo um método de tratamento comum da tuberculose a exposição diária ao ar livre, pelo que o projeto do hospital tinha de permitir o acesso ao exterior. Para abordar estes aspectos da doença e do seu tratamento, Aalto concebeu um grande terraço no telhado com amplas vistas para a floresta, permitindo que os doentes fossem levados nas suas camas para apanhar ar fresco como parte da sua rotina diária. Planeou caminhos sinuosos nos terrenos do hospital e incorporou elementos aquáticos, incentivando os doentes a dar passeios. Foi acrescentada uma varanda solar no final de cada piso de doentes e orientada diretamente para sul, com a intenção de que os doentes acamados nas varandas recebessem o máximo de luz natural possível.[6]

Cada quarto de doente foi planeado para duas pessoas, tendo o arquiteto como principal inspiração o doente reclinado. Para Aalto, um ambiente tranquilo era um pré-requisito para o processo de cura, pelo que os quartos foram concebidos para serem tão confortáveis e silenciosos quanto possível. Aalto acreditava que cada doente devia ter o seu próprio lavatório e concebeu torneiras inclinadas para evitar ruídos e salpicos. Todos os quartos dos doentes tinham luz solar matinal, enquanto os candeeiros que utilizavam luz indireta vinham de trás da cabeça do doente para minimizar o encandeamento. Os quartos dos doentes foram pintados em tons suaves com tectos mais escuros para criar um efeito de descanso. O som foi absorvido por um isolamento cuidadosamente posicionado, os armários foram suspensos para facilitar a limpeza do chão, as janelas foram concebidas para serem à prova de correntes de ar e as maçanetas foram moldadas para se adaptarem à mão.[6]

Expandindo as suas soluções arquitectónicas para além da disposição física do próprio edifício, Aalto desenhou muitos dos equipamentos e mobiliário a utilizar nas instalações. A mais conhecida das cadeiras do Sanatório Paimio, a chamada Cadeira Paimio de 1931, ainda hoje é produzida. O ângulo das costas da cadeira, construída em contraplacado dobrado e, por conseguinte, fácil de limpar, foi concebido para otimizar a melhor posição para o doente de tuberculose sentado respirar.[6]

Os espaços comuns, como as salas de jantar e as salas de estar, foram planeados de modo a estarem virados para diferentes direcções e, por conseguinte, não estarem todos simultaneamente expostos à luz do sol, permitindo aos doentes escolher uma área de estar com luz ou com sombra. Grandes janelas em cada um dos patamares da escadaria principal oferecem vistas para a floresta. Através da utilização da cor, Aalto pretendia criar uma atmosfera confortável e humana no hospital. As cores fortes foram utilizadas de forma intermitente, como o pavimento de borracha amarela nos corredores e nas escadas da ala central, contribuindo para a sensação de luminosidade e luz solar.

Embora hoje em dia seja cada vez mais comum os arquitectos organizarem grupos de discussão ou recorrerem a profissionais de saúde registados para obterem opiniões sobre a conceção dos edifícios de cuidados de saúde, foram utilizados conhecimentos médicos no planeamento do Sanatório Paimio. O comité de construção incluía um médico e as declarações dos especialistas foram incorporadas na preparação dos desenhos.[6]

Antes do desenvolvimento do Design Baseado em Evidências, Aalto criou um ambiente de cura que respondia às necessidades psicológicas e sociais de cada doente. O Sanatório de Paimio funcionou exclusivamente como sanatório de tuberculose até 1971, altura em que foi convertido num hospital geral, ainda hoje em funcionamento.[6] Tal como o ponto de partida na conceção de Alvar Aalto era o indivíduo, cuja privacidade e conforto eram de importância central, o atual campo da conceção hospitalar baseada em provas emula este enfoque do ambiente físico como terapêutico.

Embora o estudo do Design Baseado em Evidências ainda esteja a dar os primeiros passos, a quantidade de investigação credível está a aumentar rapidamente. Esta nova era da conceção hospitalar promete ser um momento de mudança fundamental, promovendo a capacitação contínua do doente e da família, juntamente com uma ênfase contínua na arquitetura de apoio aos cuidados de saúde e na sua contribuição para a cura.

Referências

1. Wagenaar, Cor (Ed.). <u>A Arquitetura dos Hospitais</u>. Bélgica: NAi Publishers; 2006:271-289.
2 . Viets, E. Lessons from evidence-based medicine: what healthcare designers can learn from the medical field. *Health Environments Research and Design Journal.* 2009;2(2).
3. site do Centro de Design de Saúde. Disponível: http://www.healthdesign.org/aboutus/mission/EBD defmition.php (acedido em 10 de janeiro de 2009).
4. Strathern, P. <u>A Brief History of Medicine from Hippocrates to Gene Therapy (Uma breve história da medicina de Hipócrates à terapia genética)</u>. Nova Iorque (EUA): Carroll & Graf Publishers; 2005:249-271.
5. Wagenaar, Cor (Ed.). <u>A Arquitetura dos Hospitais</u>. Bélgica: NAi Publishers; 2006:376.
6. <u>Nomeação do Hospital de Paimio para inclusão na Lista do Património Mundial.</u>

National Board of Antiquities, Finlândia, Website: http://www.nba.fi/tiedostot/c760469d.pdf (acedido em 20 de julho de 2008).

7. fotografias tiradas por Diana Anderson aquando da visita ao Sanatório de Paimio em maio de 2002.

Legendas de imagens

1. maquete arquitetónica do Sanatório de Paimio. A planta geral da proposta de projeto baseava-se numa forma de leque em que as funções eram subdivididas em alas separadas: à esquerda, a ala que continha os espaços comuns; à direita, a ala dos doentes com varandas viradas a sul. As duas alas eram ligadas por uma secção central que continha as ligações de circulação vertical.[7]

2. vista interior da ala principal do hospital, demonstrando a utilização da cor interior pelo arquiteto para promover a luminosidade do espaço.[7]

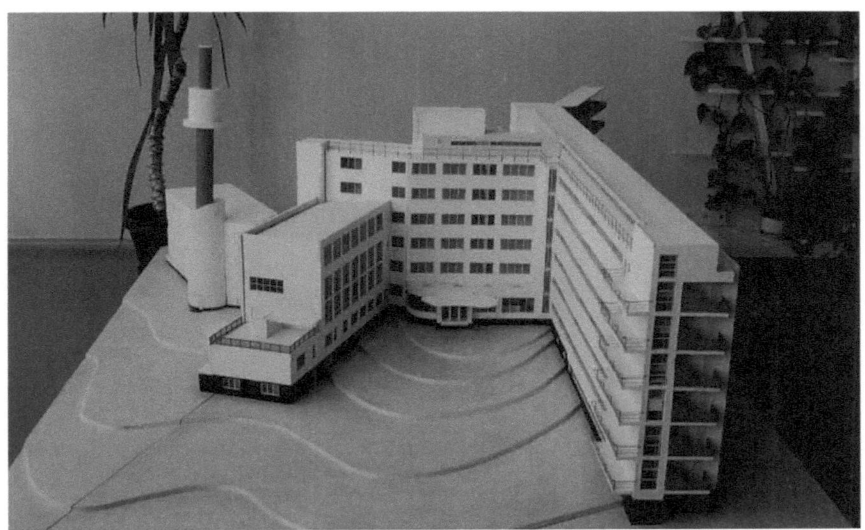

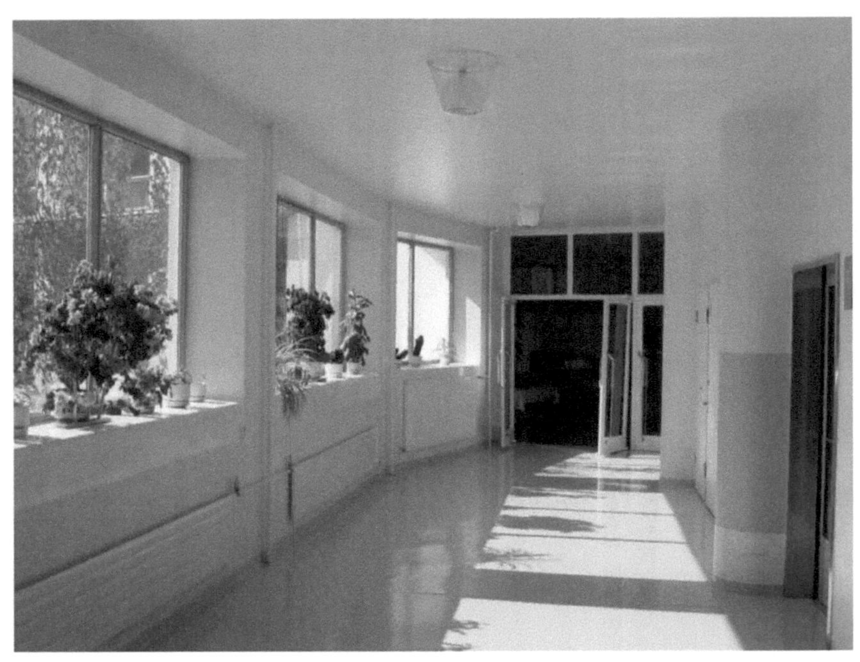

Capítulo 5

O desenho encontra a medicina: A visão de um arquiteto sobre o design de saúde como médico residente

Este artigo foi preparado para apresentação no "get better! UIA/PHG 2013 Annual Healthcare Forum + GUPHA Meeting" 24 a 28 de setembro de 2013. Toronto, Canadá, e mais tarde apareceu como um capítulo como parte das actas da conferência.

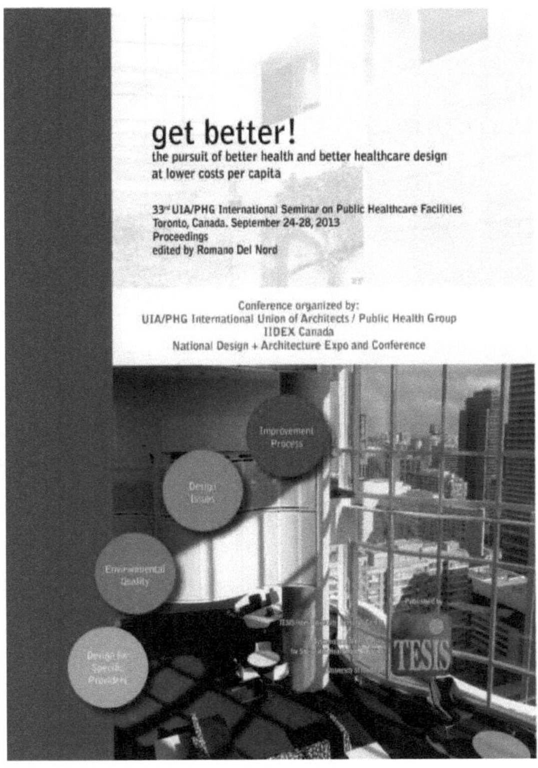

Título do livro: "get better! the pursuit of better health and better healthcare design at lower costs per capita," actas do 33º Seminário Internacional UIA/PHG. Toronto, Canadá. 24-28 de setembro de 2013

Título do capítulo:
O desenho encontra a medicina, a visão de um arquiteto sobre a conceção da saúde como
Médico residente

Editora:
Universidade de Florença: Centro Inter-Universitário de Investigação TESIS, 2014

Editor: Romano Del Nord

Autor do capítulo:
Diana C. Anderson, MD, M.Arch., Médica Residente
Centro Médico da Universidade de Columbia/Departamento de Medicina, Nova
Iorque, EUA

Ligação para comprar o livro:
https://www.amazon.com/pursuit-healthcare-capita-Proceedings-
International/dp/8890787244/ref=sr 1 1 twi 1?ie=UTF8&qid=1415883630&sr=8-
1&palavras-chave=del+nord+get+better

Resumo

O arquiteto Louis Kahn disse que "uma vez desafiado, o arquiteto encontrará formas e meios completamente novos para produzir o hospital, mas não pode saber o que o médico sabe". (Twombley, 1964, 184) Imagine as lições aprendidas se o arquiteto pudesse saber o que o médico sabe. Veja o ambiente hospitalar através dos olhos de um dochitect, um profissional híbrido de medicina e arquitetura. Veja a conceção da saúde do ponto de vista de um arquiteto que está a fazer um estágio de medicina interna num grande hospital universitário de Nova Iorque. Foi mantido um diário de projeto durante o internato médico do arquiteto para registar anotações funcionais para cada espaço de subespecialidade e a sua relação para formar o hospital urbano. Acompanhe o arquiteto nas rotações principais, incluindo a unidade de cuidados intensivos médicos, o departamento de urgências, a unidade de cuidados cardíacos, as clínicas externas, as doenças infecciosas, a medicina geral e a geriatria. São apresentados estudos de caso que realçam a importância da conceção do espaço. Anedotas de design e análises funcionais de departamentos hospitalares enfatizam a importância prática das qualidades de design que afectam o ambiente de trabalho do pessoal e o ambiente de cura dos pacientes e famílias. O conhecimento prático do arquiteto sobre as qualidades de conceção ambiental promove a saúde e o bem-estar no ambiente hospitalar. Os clínicos considerarão as perspectivas de conceção úteis para a compreensão do seu espaço de trabalho diário, permitindo-lhes regressar às suas instalações e promover alterações ou envolver-se em projectos de renovação e construção de novos espaços; os projectistas beneficiarão da perspetiva médica e das lições aprendidas com um arquiteto que trabalha em vários ambientes clínicos. Anedotas pessoais de estudos de casos de doentes permitem uma visão dos bastidores e uma compreensão prática da utilização do espaço hospitalar. O arquiteto pode saber o que o médico sabe.

O desenho encontra o doutoramento

1. O QUE O MÉDICO SABE

"Uma vez desafiado, o arquiteto encontrará formas e meios completamente novos para produzir o hospital, mas não pode saber o que o médico sabe." -Louis Kahn, arquiteto, excerto da sua conferência de 1964 "Medicine in the Year 2000" (Twombley, 1964, 184). Como autointitulado *dochitect*™ , proponho-me fazer a ponte entre a arquitetura e a medicina através do campo da conceção de cuidados de saúde. Ao longo dos meus anos de faculdade de medicina e agora durante a minha formação de residente, mantenho dois cadernos no bolso da bata branca; um para os factos médicos, um achado comum entre os estagiários, e o outro para notas e esboços de projectos. Nos comentários que se seguem, apresento observações a partir destas notas - a perspetiva de um arquiteto que trabalha agora como médico residente.

Figura 1: *Dochitect® como um modelo híbrido destinado a colmatar o fosso entre a medicina e a arquitetura.*

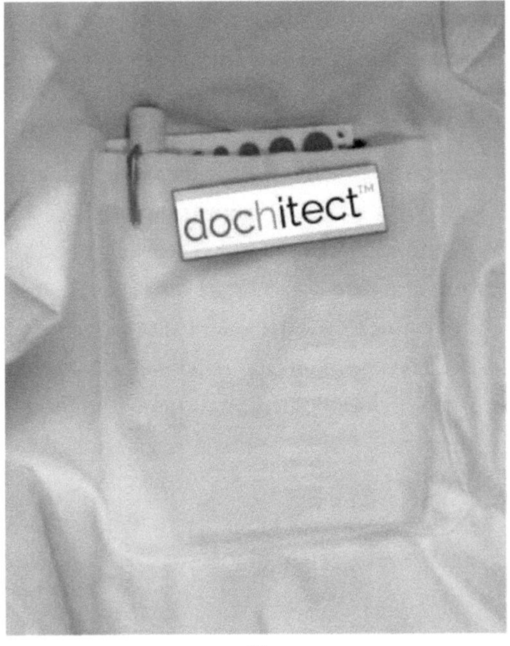

Foto: Diana Anderson

1.1 *O funcionário da casa*

Quando os estudantes de medicina nos Estados Unidos e no Canadá se formam num programa de 4 anos de Doutoramento em Medicina e obtêm o seu diploma de médico (depois de terem concluído uma licenciatura inicial), entram numa residência médica durante um mínimo de três anos, dependendo da especialidade que escolheram. A este nível, somos chamados Residentes, sendo a nossa especialidade designada pelo nosso Ano de Pós-graduação de formação (ou seja: PGY1, PGY2, etc.). O ano PGY1 é também conhecido como o infame ano de internato, um período tumultuoso e dramático que tem sido retratado em vários dramas médicos televisivos. Somos também conhecidos como "house staff" ou "house officers", com base no modelo original em que os residentes, inicialmente apenas do sexo masculino, estavam proibidos de casar durante este período de formação, sendo que a maioria se mudava para o hospital e até recebia correio. Viviam no hospital para poderem cumprir os deveres de estarem "de serviço" até de duas em duas noites para disponibilidade imediata para os cuidados dos doentes. Atualmente, os horários de trabalho mudaram drasticamente, com restrições ao número de turnos de permanência e ao total de horas por semana que um interno ou residente pode trabalhar. A vida fora do hospital é enfatizada e encorajada, mas a residência continua a ser um período físico e psicológico intenso na vida de um médico em formação, tanto no contexto hospitalar como no contexto dos cuidados ambulatórios. Os médicos internos permanecem na vanguarda da prestação de cuidados e da utilização do espaço de saúde.

Os médicos internos têm a vantagem de trabalhar em muitas áreas do campus hospitalar, ao mesmo tempo que interagem com as outras especialidades médicas. Um residente em medicina interna adquire uma compreensão geral da medicina de adultos, não muito diferente de um arquiteto que adquire uma compreensão geral de todos os aspectos do processo de construção. Muitos internistas formados optam por prosseguir posteriormente uma formação especializada adicional, conhecida como Fellowship, numa área de eleição como a cardiologia, a gastroenterologia, a medicina intensiva, etc. A pediatria, a psiquiatria, a neurologia, a anestesiologia e as especialidades cirúrgicas, incluindo a obstetrícia e a urologia, são todas residências separadas. No entanto, enquanto internistas, necessitamos frequentemente de conhecimentos especializados destas outras áreas, sendo que muitos deles actuam como consultores nos nossos casos de doentes.

1.2 *Rx: Conceção como tratamento*

Durante a minha primeira semana de estágio, deparei-me com um doente que viria a solidificar a importância da intervenção do design. No meu hospital atual, a nossa unidade de cuidados intensivos tem uma conceção de pista de corridas, com um dos lados dos quartos dos doentes sem janelas. Este

A anedota centra-se na Sra. T, uma mulher de 81 anos com demência. Apesar de lhe termos administrado líquidos e analgésicos, o seu ritmo cardíaco continuou elevado durante um período de tempo prolongado. Ela estava num dos quartos sem janelas há vários dias, altura em que foi sugerido que a mudássemos para o outro lado da unidade, com vista para o rio. Embora tenha havido alguns olhares de dúvida entre os membros da equipa quando isto foi formalmente mencionado nas rondas, ela foi transferida nessa tarde. Lembro-me de olhar para o quarto dela mais tarde nesse dia e ver a luz distinta de um pôr do sol de verão a entrar pela janela, notando que o monitor cardíaco tinha parado de apitar incessantemente à medida que o ritmo cardíaco normalizava e ela parecia mais calma. Nunca saberemos o mecanismo exato para esta alteração fisiológica, uma vez que ela estava a receber vários tratamentos para além da mudança de quarto, mas acredito que a luz do sol e a vista para o rio tiveram um impacto. Embora se trate apenas de uma anedota médica, estes factos acabam por conduzir a estudos de confirmação e a mudanças. Esta situação pode não se aplicar diretamente a instituições em que os quartos privados se estão a tornar o padrão da indústria, mas muitas instalações existentes mantêm quartos partilhados e podem não ter janelas. Este exemplo é encorajador, não só porque incentiva o hospital com iluminação diurna, mas também porque permite perceber a mudança de cultura da equipa médica ao aceitar a importância dos factores ambientais como parte do plano médico.

Figura 2: *Exemplo esquemático de deslocação de um doente para um quarto com janela e subsequentes alterações fisiológicas observadas.*

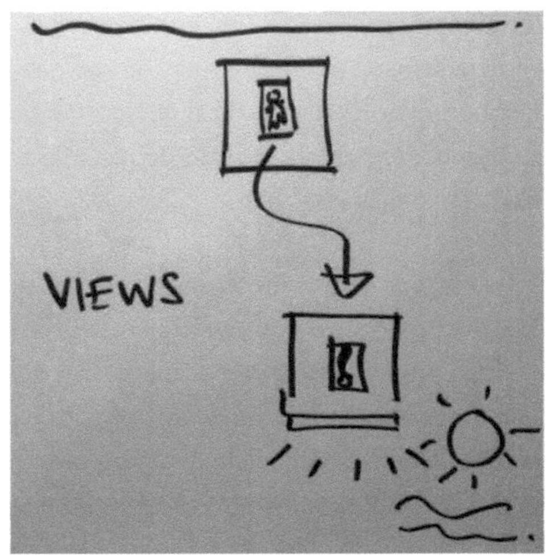

Esboço: Diana Anderson

1.3 *O currículo rotativo*

O processo de formação médica é um período durante o qual os residentes trabalham dia e noite no hospital, actuando na vanguarda dos cuidados aos doentes e da utilização do ambiente construído. Junte-se a mim nas minhas experiências de rotação pelas principais especialidades médicas localizadas num campus académico terciário de cuidados de saúde, incluindo a Unidade de Cuidados Coronários (UCC), a Unidade de Cuidados Intensivos Médicos (UCI), clínicas de ambulatório, o Departamento de Urgências (DE) e enfermarias de internamento. Os comentários que se seguem exploram o ambiente dos cuidados de saúde e proporcionam aos leitores uma compreensão do trabalho no hospital com o pessoal multidisciplinar, os doentes e as famílias. Leia relatos de casos de doentes que foram afectados pela conceção, o impacto da conceção na minha aprendizagem e prática enquanto estagiário e compreenda a estrutura de um dia (ou noite) de trabalho típico do pessoal da casa. Também serão exploradas as novas restrições de horas de trabalho para os programas de formação nos EUA (que também estão a ser adoptadas pelo Canadá) e o impacto que isso tem no fluxo de trabalho do pessoal, nas práticas médicas e nos cuidados aos doentes.

A apresentação de histórias de formação e prática médica a quem não é médico, mas que está envolvido na conceção de cuidados de saúde e no funcionamento das instalações, promove uma maior compreensão dos sistemas clínicos no âmbito da abordagem de conceção por equipas de elevado desempenho. Com a experiência médica reforçada pela perspetiva da conceção, talvez o arquiteto *possa* saber e partilhar o que o médico sabe.

2. FLUTUAÇÃO NOCTURNA

À noite, o ambiente hospitalar muda. Durante o dia, há uma atividade constante, os níveis de ruído são elevados e o pessoal de apoio está por todo o lado. À noite, um silêncio assustador cobre o edifício, com uma equipa reduzida de pessoal a vaguear pelos corredores até de manhã. Nenhum médico pode trabalhar constantemente, pelo que a cobertura cruzada é essencial. O serviço noturno é o resultado de reformas na educação médica, que limitam o número de horas que os médicos em formação, nomeadamente os internos e os residentes, podem trabalhar. Os hospitais-escola tiveram de organizar mais cobertura cruzada quando o residente principal está de folga. Foi criada a posição de um residente que trabalha no turno da noite, normalmente durante algumas semanas. Isto permite que os outros residentes durmam, mas também promove transferências frequentes de doentes, o que pode resultar na transferência de informações inadequadas.

A limitação das horas de trabalho dos estagiários ganhou notoriedade com a morte de uma mulher chamada Libby Zion nas urgências do New York Hospital, depois de um interno e um residente que a tratavam terem reagido lentamente quando ela reagiu negativamente a um medicamento que lhe deram. Os educadores médicos perguntaram-se se os jovens médicos, caso estivessem mais descansados, a teriam salvo. Em 1987, uma comissão especial propôs uma série de mudanças na formação dos internos no Estado de Nova Iorque. Os residentes foram proibidos de trabalhar mais de 24 horas de cada vez ou mais de 80 horas por semana, numa média de quatro semanas. Passaram a ter direito a um dia de folga por semana. Depois de muito debate, em 2003 houve mudanças semelhantes em todos os programas de residência dos EUA (Lerner, 2009).

2.1 *O fim da sala de atendimento?*

É interessante considerar esta mudança de horário na nossa cultura de trabalho e na utilização do espaço. Recentemente, no meu hospital, desenvolvemos um plano para renovar a sala de estar dos residentes e criar um espaço separado para as batas brancas e os objectos pessoais. Um grupo representativo da nossa administração veio avaliar o espaço e os nossos planos propostos. Gostaram, disseram, mas recomendaram que transformássemos um dos nossos quartos vizinhos de permanência nocturna no nosso bengaleiro - "com as novas restrições de horas de trabalho, os residentes já não devem precisar de quartos de dormir", comentou um dos administradores. Se alguém já trabalhou duas semanas seguidas de trabalho noturno, com turnos que começavam às 21h00 e terminavam cerca de 12 horas depois, pode confirmar que continua a ser necessário um lugar para descansar. Pergunte a qualquer residente e ele dir-lhe-á que trabalhar num turno noturno de 12 horas não é o mesmo que trabalhar num turno diurno de 12 horas. Especialmente com a nossa constante alternância entre os horários diurno e noturno, que pode causar fadiga extrema e destruir os nossos ritmos circadianos. A investigação sobre o novo sistema de horas de trabalho está em curso, com resultados preliminares que sugerem que os internos e os residentes não estão mais descansados e podem até estar mais fatigados com este modelo, embora seja ainda muito cedo para o saber. Com esta conversão para o modelo de trabalho por turnos, pergunto-me se as salas de permanência continuarão a fazer parte dos programas dos departamentos ou teremos de desenvolver espaços inovadores para sestas curtas e outras formas de descanso e rejuvenescimento?

Figura 3: *Exemplo de uma sala de permanência nocturna para os médicos residentes descansarem, caso surja a oportunidade.*

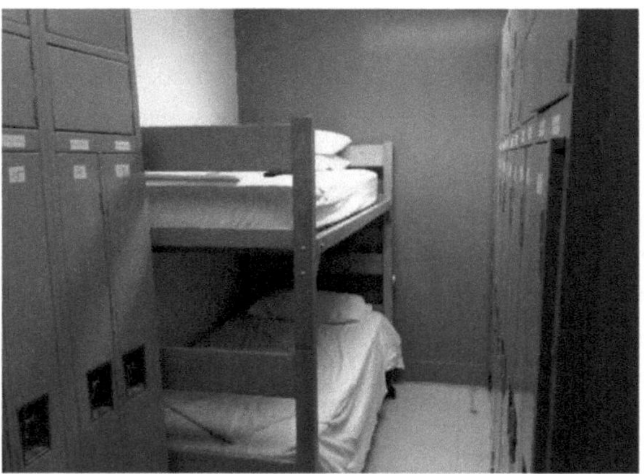

Foto: Diana Anderson

Figura 4: *Ideia esquemática da tradicional sala de permanência dos médicos com uma cama (à esquerda); possibilidade de conceção de novos espaços mais pequenos para períodos de*

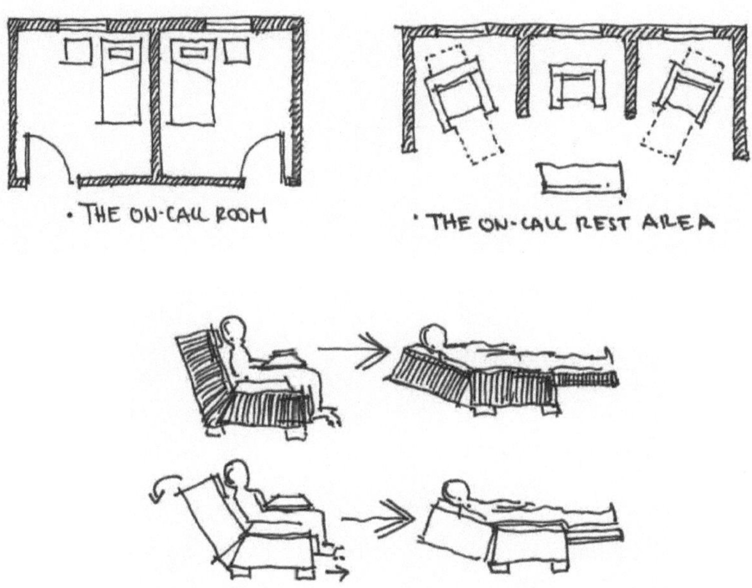

Esboços: Diana Anderson

A flutuação nocturna levanta uma questão sobre os limites de trabalho dos internos: É melhor ser atendido por um residente cansado que conhece o doente ou por um residente descansado que não o conhece? Muitos hospitais continuam a depender do facto de os estagiários assinarem verbalmente uns aos outros, muitas vezes em postos de enfermagem movimentados e barulhentos, o que pode levar a erros.

Figura 5: *É melhor ser tratado por um residente cansado que conhece o doente ou por um residente descansado que não o conhece?*

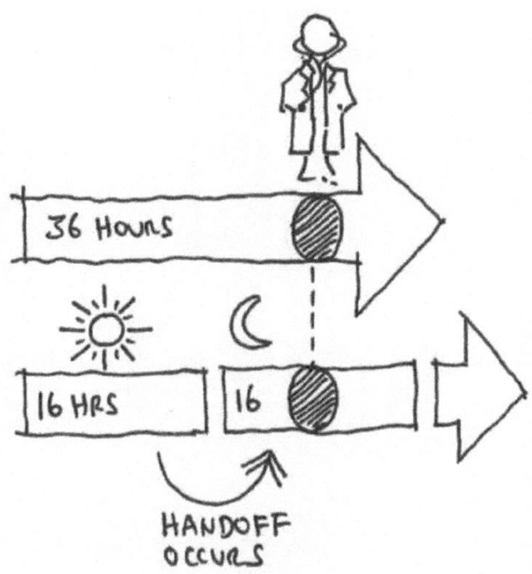

Esboço: Diana Anderson

2.2 *O controlo da cama*

No turno noturno, normalmente acordamos os doentes ao longo do nosso turno para efetuar as "verificações de cama" necessárias, tal como nos foi indicado pela equipa principal. Ando com listas de doentes no bolso de trás da minha bata com instruções variadas: "Verificação pulmonar do Sr. R uma vez durante a noite", dirá a minha folha. Assim, entro no quarto numa altura em que tenho um momento, normalmente a altas horas da noite, acendo uma luz, acordo o Sr. R e coloco o meu estetoscópio nos seus campos pulmonares para ouvir quaisquer sons anormais. No meu hospital, muitos quartos são partilhados e, quando pego no interrutor da luz na escuridão total, muitas vezes ilumino todo o quarto, acordando o meu doente e o seu vizinho.

A minha folha de saída tem muitas vezes escrito o temido "NTD" ou "nada a fazer", o que quase nunca é verdade. No meu último turno noturno de internato, fui ver um doente idoso. Ele não acordava facilmente e não conseguia dizer-me o ano ou o seu nome. Aparentemente, esta não era a sua função de base, que eu saberia como equipa principal, mas eu era apenas o médico de cobertura. Comecei a tratá-lo por "alteração do estado mental", tendo tempo para excluir acontecimentos graves - pedi uma radiografia ao tórax e análises ao sangue para excluir infecções, avaliei o estado de oxigénio e a função cardíaca para excluir um ataque cardíaco ou um AVC. Tudo voltou ao normal. No dia seguinte, soube que ele tinha apresentado o mesmo comportamento duas noites antes, facto que não me foi comunicado. O diagnóstico de exclusão foi "sundowning", um fenómeno psicológico associado a um aumento da confusão e da agitação em doentes com alguma forma de demência, que ocorre ao fim da tarde ou quando o sol se põe. Na manhã seguinte, o doente estava sentado na cama e respondia às perguntas de forma adequada, sem se aperceber dos acontecimentos da noite. Este caso serve para ilustrar o efeito ambiental noturno nos doentes e a perspetiva que os clínicos têm nessa altura, a prioridade de excluir questões urgentes e emergentes enquanto trabalham com o mínimo de informação.

2.3 *Prisão, STAT!*

Para além dos nossos deveres de admissão e de cobertura cruzada, os residentes de medicina interna da noite formam a "equipa de código", os primeiros a responder a qualquer paragem cardíaca ou respiratória chamada nos altifalantes. Isto provoca uma sensibilidade acrescida aos sons, quase como os sintomas observados no distúrbio de stress pós-traumático, uma vez que os nossos corações aceleram e começamos a suar com qualquer ruído aéreo, sempre preparados para parar e correr com a chamada de "Arrest, STAT!". Por vezes, subimos ou descemos vários lances de escadas, ou atravessamos a ponte de ligação aos edifícios vizinhos do campus. Ao considerar a disposição do hospital, a orientação deve ser uma estratégia de vanguarda na conceção geral. Vistas periódicas para o exterior, especialmente nas extremidades de longos corredores, são características importantes na promoção da orientação tanto para visitantes como para pacientes, e servem como um momento de descanso para o pessoal ou como pistas de que estamos a correr na direção correcta se formos para uma prisão. Curiosamente, menos de dez por cento da orientação está associada à sinalização, enquanto o restante é atribuído à disposição arquitetónica e à conceção do edifício. Para além da orientação, o corredor do hospital tem um potencial de design adicional, uma vez que muitas actividades clínicas e interacções sociais ocorrem aqui. À noite, estes corredores podem ser a nossa pista de corrida e a orientação torna-se ainda mais importante sem a luz do dia.

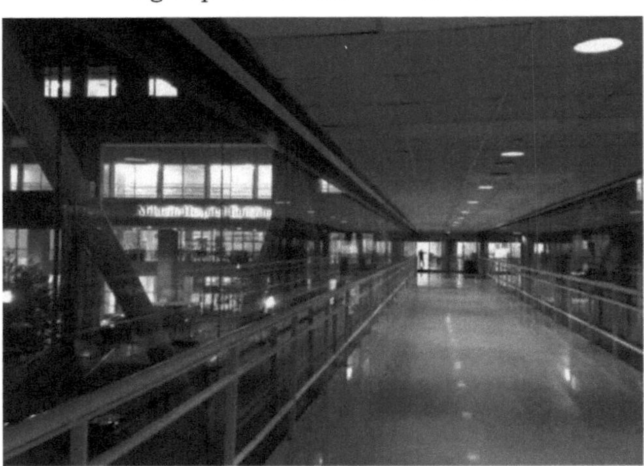

Foto: Diana Anderson

A prática da medicina está a mudar com as novas restrições ao horário de trabalho. Um médico em formação beneficia do facto de ver a doença de um doente ao longo do seu percurso, de modo a compreender a dinâmica da doença. No entanto, as transferências frequentes são agora uma realidade e as equipas médicas e as instituições ainda estão a descobrir o melhor sistema para evitar erros e maximizar a aprendizagem. A forma como utilizamos o espaço hospitalar irá provavelmente mudar com este novo modelo e poderá exigir novos espaços planeados para as transferências, áreas para pequenas pausas de descanso e formas de verificar os doentes na cama sem ruído e luz excessivos durante as horas de flutuação nocturna.

Figura 7: *As transferências frequentes entre o pessoal clínico estão agora a tornar-se a norma dos cuidados de saúde, sendo necessários espaços concebidos para a troca exacta de informações médicas.*

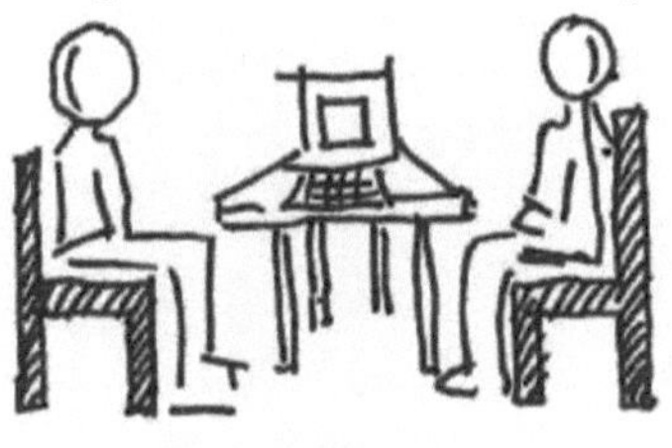

Esboço: Diana Anderson

3. NAS TRINCHEIRAS

Os médicos experientes dizem-nos muitas vezes que o período de formação da residência é semelhante a ir para a batalha. Vestimos o nosso uniforme (neste caso, a nossa bata) e vamos "para as trincheiras" (ou seja, para os pisos de internamento médico), dizendo-nos para não olharmos para trás e para nos concentrarmos numa tarefa: sobreviver à formação. É um período brutal, com privação de sono, exigência física, stress emocional e a necessidade de enfrentar diariamente o sofrimento humano e a morte. Muitos perguntam como é que conseguimos trabalhar tantas horas sem pausas, mas na verdade, com tanto trabalho e pouco acesso à luz natural, a nossa noção do tempo perde-se. As principais actividades nos pisos são estar de serviço e realizar procedimentos à cabeceira.

3.1 *O turno de permanência*

Como interno de medicina interna, a maior parte do nosso ano é passada nos pisos de internamento de medicina. Quando dizemos que estamos "de serviço", muitos fora da medicina consideram que isso significa que estamos em casa à espera de uma chamada do hospital. Não é esse o caso, exceto no que se refere à "chamada para casa", que ocorre mais tarde no decurso da formação e, de facto, os turnos de chamada são os momentos mais intensos. Estamos "internados" ou no hospital para estes turnos, que ocorrem de três em três ou de quatro em quatro dias numa rotação mensal. São turnos de 16 horas para os estagiários, mas podem chegar a 24 horas para os mais velhos em alguns casos, com poucas ou nenhumas pausas. Durante estes turnos, cuidamos da nossa lista de doentes já admitidos, mas também admitimos novos doentes no nosso serviço e, muitas vezes, fazemos a cobertura cruzada de doentes de outras equipas se estas tiverem o dia ou a noite livres. As novas admissões exigem geralmente que deixemos os nossos doentes existentes nos andares de cima e façamos a viagem, muitas vezes longa, até ao Serviço de Urgência (SU) para nos encontrarmos com os novos doentes. Temos de entrevistar e examinar os novos doentes, preparar a sua admissão pesquisando o seu caso, fazer pedidos no computador, efetuar análises e determinar um diagnóstico para iniciar o tratamento. Isto leva tempo e temos vários casos novos por turno. Ao mesmo tempo, o nosso pager dispara para os problemas dos doentes no andar de cima e o serviço de urgência torna-se um exercício de multitarefa, ao mesmo tempo que aprendemos a fazer a triagem com base em informações mínimas através de uma página de texto.

Como admitimos vários doentes ao longo de um turno e as camas nem sempre estão disponíveis de imediato, cuidamos de doentes que podem estar no Serviço de Urgência durante algum tempo. Fazemos a viagem de ida e volta entre o SU e os pisos várias vezes por turno, a fim de observar os nossos novos doentes e garantir que não estão a "parecer mais doentes", uma vez que a gestalt clínica de reconhecer um declínio é o que estamos a tentar dominar enquanto médicos em formação. Os dias de chamada são dos mais difíceis e exigem que os residentes se desloquem a muitas partes do hospital, incluindo o Serviço de Urgência, o laboratório, o banco de sangue e as salas de imagiologia. Os arquitectos de cuidados de saúde beneficiariam, sem dúvida, de acompanhar os clínicos ou os residentes durante um turno de urgência, a fim de maximizar estas adjacências departamentais e a necessidade de encurtar certas distâncias a pé.

Figura 8: *O campus do Centro Médico da Universidade de Columbia, na cidade de Nova Iorque*
ilustra a distância que pode existir entre as unidades de internamento e as urgências departamento.

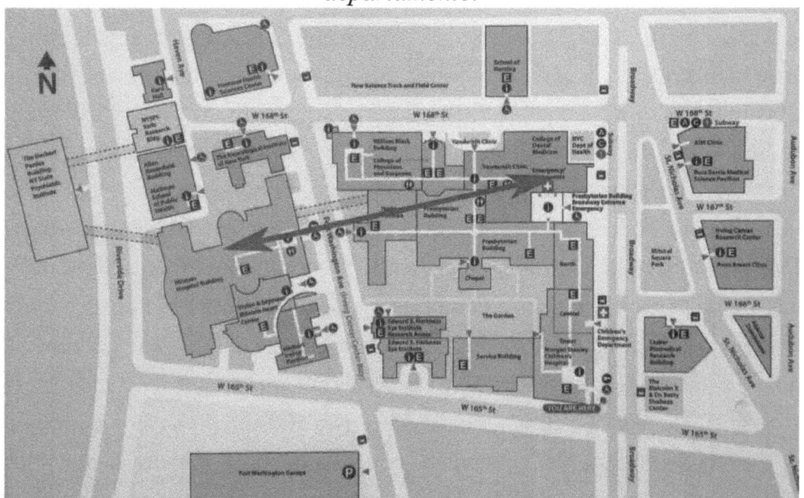

Foto: Diana Anderson

3.2 *Procedimentos na cama*

Trabalhar nas trincheiras significa muitas vezes a necessidade de efetuar procedimentos à cabeceira. No domínio da medicina interna, estes procedimentos implicam geralmente a remoção de fluidos de uma determinada cavidade corporal, a fim de proporcionar alívio sintomático ao doente, para além de servirem como ferramenta de diagnóstico, enviando os fluidos para análise laboratorial. Com a nossa compreensão do controlo de infecções, os procedimentos são agora ensinados utilizando técnicas estéreis, mas falta-nos frequentemente uma superfície para vestir a bata, as luvas e a preparação necessária e, em seguida, aceder facilmente ao nosso tabuleiro de material. É frequente recorrermos à mesa de cabeceira do doente, a única superfície móvel e flexível de que dispomos, também utilizada para guardar os pertences do doente e os alimentos. Devido a esta falta de espaço, geralmente dizemos ao doente que o utilizaremos como superfície depois de cobrirmos o seu corpo com uma capa esterilizada. Nunca achei que isto fosse ideal, pois os doentes podem mover-se repentinamente, derrubando os tabuleiros de provisões e arriscando o pessoal a sofrer ferimentos com agulhas. O quarto ideal deveria ter uma saliência, uma superfície portátil ou mesmo uma mesa de cabeceira convertível que pudesse proporcionar algum espaço adicional. É essencial uma iluminação superior adequada no quarto, especialmente durante a noite, quando não se pode recorrer à luz do dia para aumentar a visibilidade. Os quartos dos doentes já dispõem de um recipiente para objectos cortantes montado na parede, embora os procedimentos sejam geralmente efectuados de ambos os lados do doente, o que obriga a andar à volta do quarto para deitar fora o equipamento sujo, pelo que seria útil um recipiente adicional.

Figura 9: *Os procedimentos na cabeceira da cama podem ser um desafio, dado o equipamento médico existente no quarto e a falta de superfícies móveis para os materiais esterilizados.*

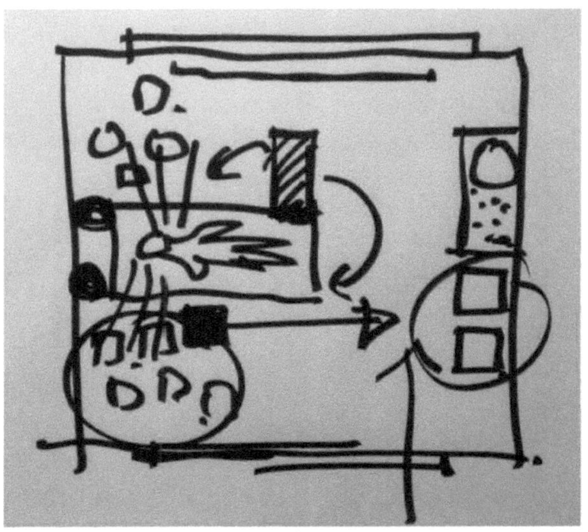

Esboço: Diana Anderson

3.3 *Locais de repouso*

Talvez alguns dos aspectos mais desafiantes de estar nas trincheiras sejam a falta de áreas de descanso para o pessoal e a escassez de natureza e luz do dia. Nas oficinas de projeto, o espaço do doente é muitas vezes considerado a prioridade máxima, enquanto as salas de estar e de trabalho do pessoal são frequentemente as últimas áreas a receber luz natural ou situadas ao longo do perímetro do edifício. Muitas vezes, considero este facto paradoxal, tendo em conta que a duração das estadias dos doentes está a diminuir para apenas alguns dias, enquanto o pessoal trabalhará no mesmo ambiente durante anos.

As unidades de cuidados intensivos são ambientes intensos para o pessoal e são geralmente concebidas de forma a permitir a visibilidade direta para cada quarto de doente a partir do posto de trabalho central. Algumas unidades de cuidados intensivos permitem a existência de uma área fechada com assentos confortáveis, iluminação ambiente e música para que o pessoal possa tirar uns momentos e recarregar energias durante os longos turnos. Tendo trabalhado em unidades de cuidados intensivos sem este tipo de espaço, dei por mim a retirar-me para a sala de abastecimento limpa como um local onde podia desaparecer da vista entre as estantes de abastecimento até ao teto e tirar alguns momentos para me recompor durante momentos clínicos difíceis. A consciência da necessidade de áreas de repouso para o pessoal, especialmente nos cuidados intensivos, deve ser incluída no processo de planeamento e a sua importância não pode ser minimizada.

Figura 10: *As salas de abastecimento de material de limpeza são muitas vezes os únicos locais onde o pessoal pode ter alguma privacidade para momentos de reflexão e serenidade durante os longos turnos.*

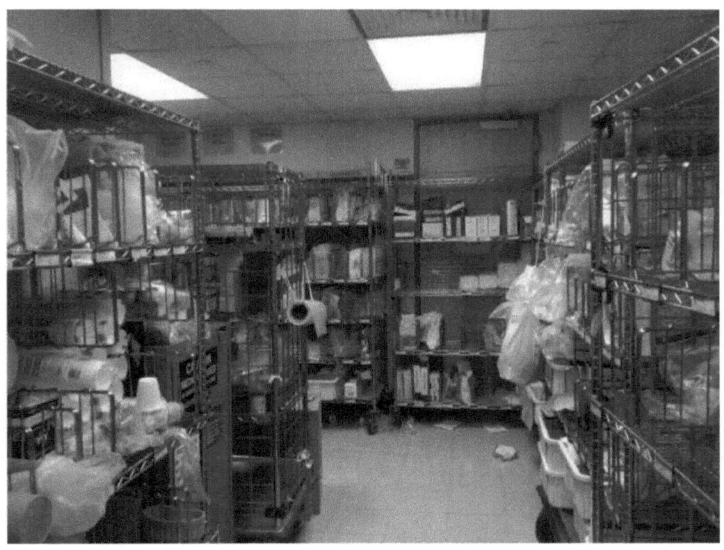

Foto: Diana Anderson

3.4 *O design como influenciador da mudança*

Haverá formas de a conceção do ambiente poder atenuar a metáfora do hospital como um campo de batalha para os formandos? A disposição das salas de forma a promover a eficiência dos procedimentos à cabeceira pode reduzir o potencial de contaminação e de ferimentos provocados por picadas de agulha. Será que uma melhor conceção pode incentivar o pessoal médico a fazer pequenas pausas e influenciar o modelo de mudança comportamental? Os obstáculos a estes momentos de descanso incluem crenças individuais e comunitárias sobre o trabalho, as exigências operacionais do próprio trabalho de cuidados de saúde e a qualidade do ambiente construído em que esse trabalho é efectuado.

Há uma grande janela ao fundo de um corredor no último andar do meu hospital e eu vou lá, especialmente depois de um turno noturno, só para ver o nascer do sol sobre a cidade e refletir, deixando para trás o peso emocional e físico do turno. Ao iluminar as áreas destinadas ao pessoal, ao proporcionar vistas para o exterior ao longo dos percursos de orientação e ao criar áreas de descanso, é provável que a experiência de formação se torne mais fácil e mais humanista.

Figura 11: *As vistas para o exterior devem ser acessíveis ao pessoal clínico para momentos de repouso e reflexão.*

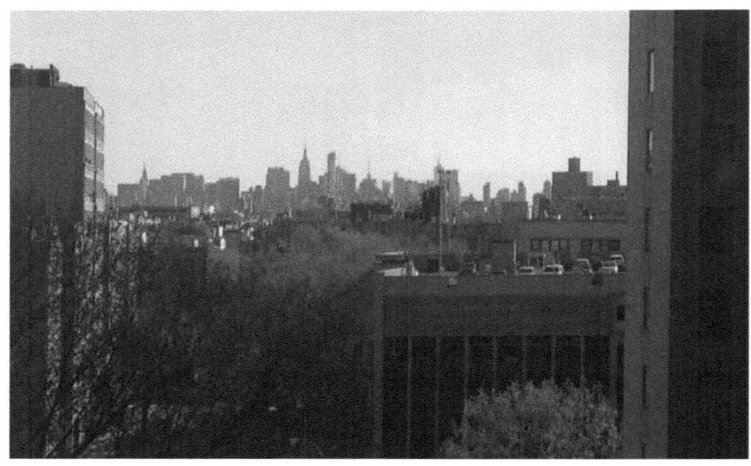

Foto: Diana Anderson

4. A LISTA DE PROBLEMAS

Quando os meus doentes vêm ver-me à clínica, o nosso modelo estruturado que é preenchido no registo médico eletrónico começa com uma "Lista de Problemas" para cada doente. Trata-se de um resumo do seu historial médico e pode muitas vezes dar-me uma ideia do estado de saúde dessa pessoa antes de a ver nesse dia. A partir desta lista, posso muitas vezes saber como preparar a minha sala e se o doente vai entrar com dispositivos de assistência para caminhar, se vai estar acompanhado pelos filhos ou por um assistente de saúde ao domicílio que necessite de uma cadeira extra ou se vai precisar dos serviços de um intérprete para o ajudar com a linguagem. A medicina de ambulatório exige uma abordagem específica que difere da medicina de internamento. O tempo é muitas vezes limitado e as clínicas são zonas de grande afluência, pelo que é necessário decidir o que fazer durante o curto período de tempo que nos é atribuído. O nosso papel consiste também em realçar a importância da medicina preventiva para os nossos doentes e registar o cumprimento e a manutenção dos testes de rastreio, tais como vacinas contra a gripe, colonoscopias e verificações do colesterol.

4.1 *Conceção do encontro clínico*

Como médico em formação, ainda tenho de me sentir confortável com o meu próprio estilo de entrevistar os doentes no contexto clínico. Alguns médicos começam a entrevista sentados e depois fazem perguntas adicionais durante o exame físico, enquanto outros preferem entrevistar inteiramente durante o exame e depois registam as suas notas. Recentemente, acompanhei um médico sénior na clínica de dor crónica.

Neste caso, a sala estava montada com uma secretária central e um computador para o médico, virados para a porta. De um lado da secretária havia duas cadeiras para o doente e um familiar, colocadas de frente para a mesa de exame do outro lado da sala, mas não para a secretária, o que obrigava os doentes a virar a cabeça noventa graus para estabelecer contacto visual com o médico. O ecrã de computador de grande formato parecia ser uma barreira à comunicação, uma vez que o médico fazia perguntas e escrevia enquanto o doente respondia, olhando frequentemente para o ecrã ou para o teclado. Também eu sou culpado desta prática. Comecei o meu internato tomando notas à mão, concentrando-me no meu doente, transcrevendo-as no final do dia, mas depois a minha lista de doentes tornou-se mais longa e o tempo para fazer os registos mais curto.

Outro exemplo do tempo passado numa clínica de dermatologia tinha cadeiras de doentes alinhadas com o lugar do médico para tentar eliminar o ecrã do computador como barreira. No entanto, esta situação levou a que os doentes também observassem o monitor e tomassem nota da terminologia médica registada pelo médico e se sentissem desagradados com a escolha das palavras, criando assim uma nova barreira à nossa ferramenta de comunicação. O design da sala de exames pode incentivar a flexibilidade, a eficiência e a experiência do paciente? As salas de exame bem sucedidas tornam os processos de trabalho eficientes, ajudam a aliviar a ansiedade dos doentes e quebram barreiras através da disposição, encorajando os doentes a apropriarem-se mais dos seus cuidados de saúde.

Figura 12: Plantas *esquemáticas de salas de clínica onde os doentes podem ter dificuldade em estabelecer contacto visual com o prestador (à esquerda) ou em aceder visualmente ao ecrã do computador (à direita).*

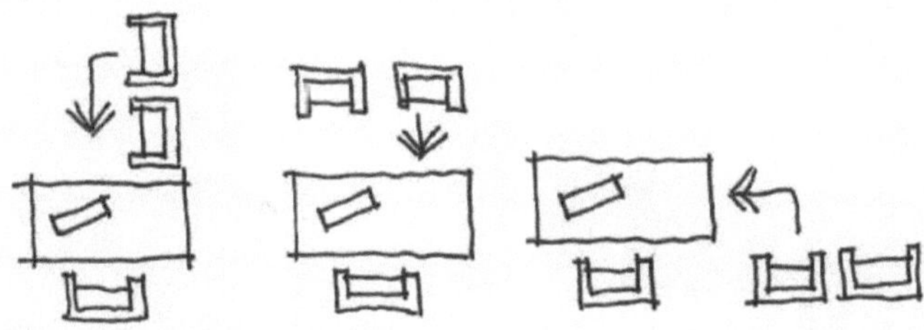

Esboço: Diana Anderson

4.2 *A convenção do exame físico*

Na escola de medicina, a arte do exame físico é ensinada com a convenção de examinar a partir do lado direito do doente. As razões para tal decorrem da ideia de que é mais fácil examinar certas características anatómicas, incluindo a observação de vasos sanguíneos no pescoço para obter informações sobre o estado de fluidos de um doente, e examinar certas características dos órgãos internos, como o coração, o fígado e o baço. Isto ficou claro para nós, enquanto estudantes, em mais de uma ocasião, quando vimos colegas perderem notas em exames observados por se aproximarem de doentes pela esquerda. Quando entrei na minha primeira sala de clínica para me encontrar com um doente e efetuar um exame físico, fui apanhado desprevenido ao descobrir que todo o lado direito da mesa de exame estava encostado a uma parede e que não podia aceder ao doente como tinha sido treinado. Esta experiência repetiu-se em vários centros. Quando informo os arquitectos sobre esta prática, eles desconhecem a convenção e questionam frequentemente a sua importância na disposição das salas. Mesmo agora, na minha clínica, cada sala está disposta de forma diferente e a sala que me é atribuída num determinado dia pode aumentar ou diminuir a minha eficiência com a sua disposição, a proximidade da sala de espera, a casa de banho e a minha capacidade de conversar em privado com os meus colegas sobre um determinado caso, assim que saio da sala de exames.

Figura 13: *Exemplo de uma sala de clínica onde o acesso ao lado direito do doente é difícil devido à colocação da mesa de exame.*

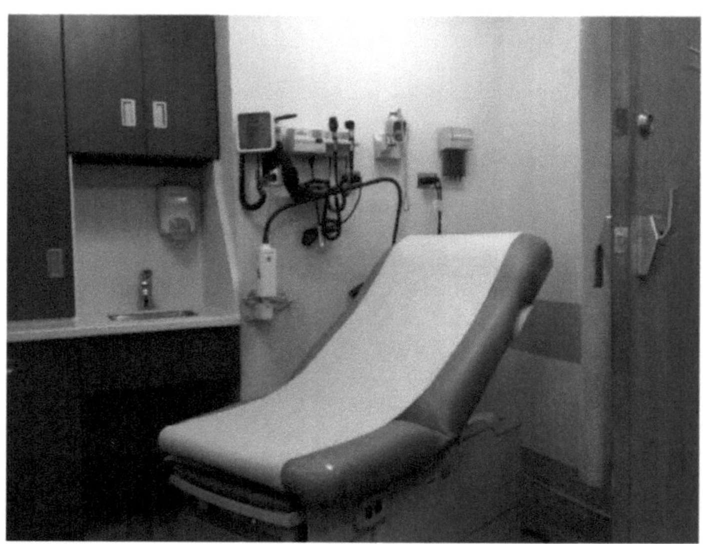

Foto: Diana Anderson

4.3 *Espaços multidisciplinares para promover a colaboração*

A conceção física do ambiente afecta o desempenho individual e organizacional, incluindo a comunicação e a interação. A localização de clínicas de subespecialidade adjacentes umas às outras para promover a colaboração interdisciplinar através de espaços partilhados é uma área com potencial para ser explorada. Está documentado que 80% das descobertas científicas ocorrem fora do ambiente laboratorial, em contextos sociais (Jen, 2006). O Salk Institute for Biological Studies em La Jolla, Califórnia, concebido na década de 1960 por Louis Kahn, incorpora espaços sociais num ambiente laboratorial com o objetivo de fomentar a criatividade científica. O Instituto foi criado pelo Dr. Jonas Salk, responsável pelo desenvolvimento da primeira vacina contra a poliomielite. O seu objetivo era criar um instituto que permitisse aos cientistas trabalhar em conjunto num ambiente de colaboração. Ao planear o projeto, Kahn reconheceu a importância dos espaços informais e sociais, separando-os dos espaços laboratoriais. A visão de colaboração de Salk pode ser aplicada ao ambiente hospitalar, onde o design pode promover pontos de cruzamento, apoiando o modelo multidisciplinar de cuidados aos doentes. Isto é especialmente relevante no contexto dos cuidados primários em ambulatório, que muitas vezes requerem o contributo de especialistas, para além de assistentes sociais, enfermeiros, nutricionistas e educadores de diabetes, para prestar cuidados abrangentes aos doentes.

Figura 14: *Os espaços sociais exteriores do Instituto Salk proporcionam quadros de giz para que os cientistas saiam dos laboratórios individuais e discutam ideias em conjunto, promovendo descobrir*

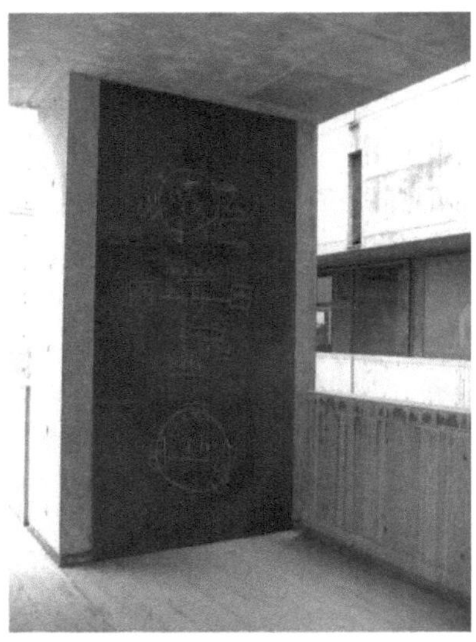

Foto: Diana Anderson

No meu hospital atual, temos elevadores públicos, para além de elevadores de serviço separados, também utilizados para o transporte de doentes. Devido aos tempos de espera e à impossibilidade de discutir casos dentro dos elevadores, as equipas médicas tendem a utilizar as escadas de saída. Ao subirmos e descermos entre pisos, temos frequentemente encontros casuais com os consultores. Os médicos param frequentemente e analisam casos e questões desconcertantes, participando numa discussão em tempo real em vez de comunicarem através de notas de prontuário eletrónico. A maioria dos hospitais urbanos está empilhada verticalmente com vários bancos de elevadores. A conceção horizontal ou de "centro comercial médico", embora aumente potencialmente as distâncias a percorrer a pé, também permite reuniões improvisadas entre profissionais multidisciplinares e promove interacções benéficas face a face. As escadas de saída têm de ser fechadas e, normalmente, não têm um design apelativo. Pensei muitas vezes numa proposta de conceção de um hospital que consistisse numa grande escada central aberta, ligando pelo menos os primeiros níveis de espaços de acesso comum, como a cafetaria, o laboratório de flebotomia e o centro de radiologia. Esta caraterística de design promoveria a atividade física e os encontros casuais entre subespecialistas, que poderiam depois retirar-se para alcovas planeadas para uma discussão mais aprofundada.

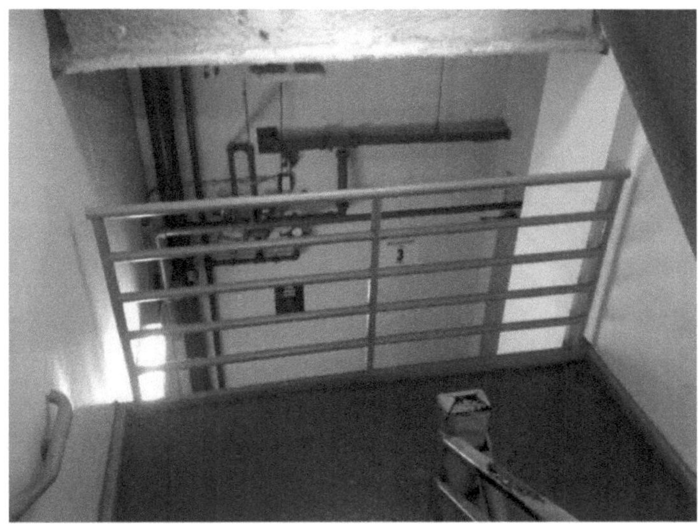

Foto: Diana Anderson

Figura 16: *Secção esquemática de uma escadaria aberta com patamares suficientemente grandes para as equipas fazerem pausas durante as rondas e alcovas onde os profissionais podem retirar-se e discutir os planos de cuidados dos doentes.*

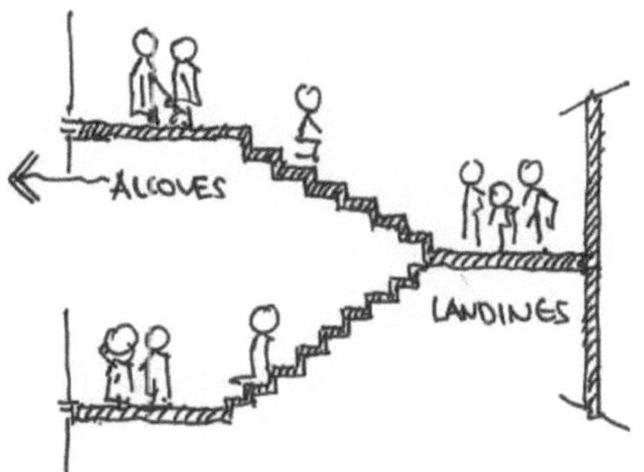

Esboço: Diana Anderson

4.4 *Quebrar as barreiras aos cuidados de saúde através da conceção*

Os doentes e os prestadores de cuidados de saúde estão a começar a pensar de forma

47

diferente sobre a forma como utilizam os espaços e sobre a forma como querem receber cuidados. A clínica deve incentivar a comunicação e facilitar o exame físico do doente ao nível da disposição da sala de exames. O ambiente ambulatório deve promover a comunicação entre os membros da equipa multidisciplinar através de adjacências planeadas, escadas abertas e espaços sociais estratégicos. Com a ênfase crescente na medicina preventiva e nas técnicas cirúrgicas minimamente invasivas, é provável que assistamos a um crescimento das instalações de cuidados ambulatórios, ajudando-nos a abordar a lista de problemas de cada doente e, esperemos, a reduzi-la.

5. CONCLUSÕES

As tendências futuras na conceção dos cuidados de saúde incluirão provavelmente a necessidade de áreas de descanso para o pessoal, apoiando a necessidade de curtos períodos de repouso, dada a mudança da prática da medicina para um modelo de trabalho por turnos. Além disso, o aumento do tempo necessário para a documentação informática e a diminuição do tempo à cabeceira dos doentes terão provavelmente implicações na conceção; será necessário planear áreas de trabalho adicionais para o pessoal e zonas de documentação específicas, permitindo flexibilidade e privacidade acústica. Por último, com a crescente complexidade das doenças crónicas e o envelhecimento da população, são agora necessárias equipas interdisciplinares para cuidar dos doentes. Isto exigirá uma mudança do tradicional "M.D." ou sala de estar do médico para a necessidade de espaços multidisciplinares (MD) onde as equipas se possam reunir e discutir planos complexos de cuidados aos doentes.

Figura 17: *Diagrama esquemático que ilustra as tendências de conceção previstas para os futuros ambientes clínicos.*

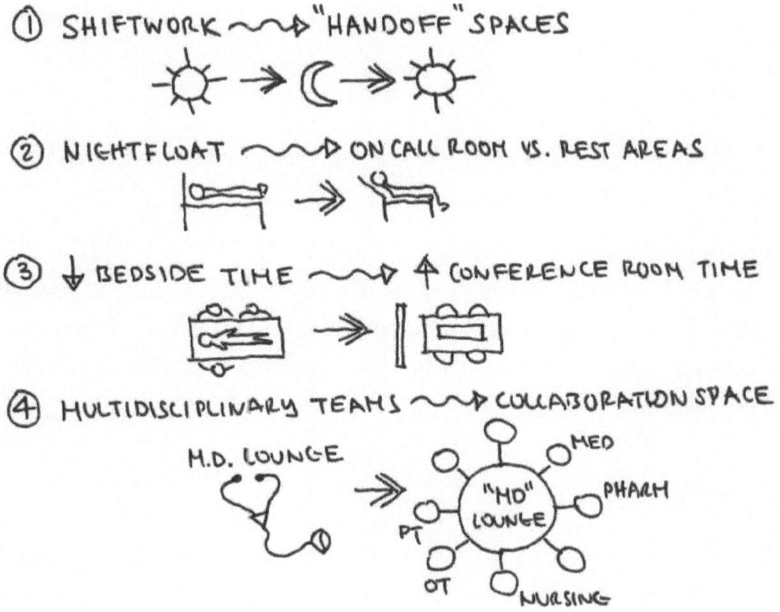

Esboço: Diana Anderson

Referências

Jen, L. (2006). Complemento genético. *Canadian Architect* 51: 28-33.

Lerner, B. H. (3 de março de 2009). *Um caso que muda a vida dos médicos em formação*. The New York Times.

Twombley, R. (ed.) (1964). Medicine in the Year 2000. *Louis Kahn: Textos Essenciais*.
Nova Iorque, NY: WW Northon & Co.

Capítulo 6

Colmatar o fosso: colaboração multidisciplinar em medicina e arquitetura

A versão completa deste artigo foi publicada no University of Toronto Medical Journal (UTMJ) 2011;88(3):129-134.

Elizabeth A. Viets-Schmitz, AIA (Instituto Americano de Arquitectos)
Diana C. Anderson, MD, M.Arch

Divulgações financeiras:
Os autores declaram estar empregados pela WHR Architects Inc. no momento da publicação deste artigo, que se centra na conceção e planeamento de instalações de cuidados de saúde. Não foi comunicado qualquer outro potencial conflito de interesses relevante para este artigo.

Resumo

À medida que o mundo se torna cada vez mais conectado e a informação é partilhada livremente, verifica-se uma tendência para a colaboração interdisciplinar, tanto na indústria como na educação. Esta tendência é realçada pela recente colaboração entre clínicos e arquitectos, tanto na investigação como no design. Na conceção de espaços de cuidados de saúde, os arquitectos estão a trabalhar com clínicos e investigadores para empregar uma abordagem baseada em provas para tomar decisões de conceção. O advento do Design Baseado em Evidências representa uma mudança de basear as decisões de design apenas na tradição ou opinião para uma abordagem que enfatiza a importância de utilizar investigação credível para informar as decisões de design. A experiência de investigação dos clínicos é vital para a prática da conceção baseada em provas, que tem as suas origens nos conceitos bem estabelecidos da medicina baseada em provas. No contexto dos cuidados de saúde, o Design Baseado em Evidências centra-se em intervenções de design que ajudam a tornar os hospitais mais seguros e mais confortáveis para os doentes e o pessoal, que promovem a cura e que são fiscalmente sustentáveis. Através de estudos de caso e outros exemplos, este documento ilustrará como o crescente corpo de investigação credível sobre o impacto do ambiente construído nas pessoas cria oportunidades únicas para arquitectos e clínicos trabalharem em conjunto para um objetivo comum de prática baseada em evidências.

À medida que o mundo se torna cada vez mais conectado e a informação é partilhada livremente, verifica-se uma tendência para a colaboração interdisciplinar, tanto na indústria como na educação. Esta tendência é realçada por uma colaboração crescente entre clínicos e arquitectos. Estimulados pelo desenvolvimento da Medicina Baseada em Evidências (EBM) e pelo subsequente desenvolvimento do Design Baseado em Evidências (EBD), os arquitectos e os clínicos têm uma oportunidade única de trabalhar em conjunto para um objetivo comum de prática baseada em evidências. Dado este crescimento da prática baseada em provas, é muito provável que os profissionais médicos tenham a oportunidade de colaborar com designers durante a sua carreira. Este documento demonstrará uma série de formas de interface entre a medicina e a arquitetura, descreverá o valor dessa colaboração, ilustrará as oportunidades de colaboração interdisciplinar que surgem da conceção de cuidados de saúde baseados em provas e apresentará estudos de casos de colaboração interdisciplinar entre designers e clínicos.

Introdução às práticas baseadas na evidência em medicina e arquitetura

O nascimento da EBD é paralelo ao desenvolvimento da MBE. Tal como a MBE, que foi formalmente reconhecida pela primeira vez num artigo publicado no *Journal of the American Medical Association* em 1992[1] , representou uma mudança no pensamento médico em resposta à disponibilidade de dados provenientes de um grande conjunto de investigação fiável, também o advento da BDE representou uma mudança da base das decisões de conceção apenas na tradição ou na opinião para uma abordagem que enfatiza a importância da utilização de investigação credível para informar as decisões. No contexto da conceção dos cuidados de saúde, a EBD centra-se frequentemente em intervenções de conceção que ajudam a tornar os hospitais mais seguros, ao mesmo tempo que promovem a cura dos doentes.[2] O termo "conceção baseada em provas", definido oficialmente em 2003 pelo arquiteto de cuidados de saúde D. Kirk Hamilton[3] , evoluiu à medida que foi sendo aplicado. O Center for Health Design, criado em 1993 e empenhado em fazer avançar a ideia de que o design pode ser utilizado para melhorar os resultados dos doentes em ambientes de cuidados de saúde[5] , define agora o EBD como "o processo de basear as decisões sobre o ambiente construído em investigação credível para obter os melhores resultados possíveis".

A EBD foi fundada com base num corpo de investigação que tinha começado a associar aspectos do ambiente construído aos resultados dos cuidados de saúde. Já em

1968, a Environmental Design Research Association (EDRA) era pioneira na investigação para fazer a ponte entre as ciências sociais e a conceção do ambiente. A literatura criada pela EDRA continua a crescer e, mais recentemente, tem sido complementada por outros indivíduos e organizações que realizam investigação sobre o ambiente construído. Um exemplo disso é um estudo de referência publicado em 1984 pelo Dr. Roger Ulrich intitulado "View through a Window May Influence Recovery from Surgery", publicado na *Science,*[4] , que trouxe para a ribalta a relação entre o ambiente construído e os resultados na área da saúde. O estudo comparou os registos de recuperação de doentes submetidos a cirurgia da vesícula biliar que tinham uma janela de cabeceira com vista para árvores ou para uma parede de tijolo sem natureza. Os dados sobre os resultados mostraram que os doentes com vista para a natureza, em comparação com os que olhavam para a parede, tiveram períodos de internamento mais curtos, sofreram menos complicações pós-cirúrgicas menores (como dores de cabeça persistentes ou náuseas) e necessitaram de muito menos doses de analgésicos narcóticos fortes. As conclusões acima referidas indicam que as vistas da natureza nos hospitais podem melhorar os resultados clínicos ou médicos e, além disso, os resultados sugerem que a natureza pode melhorar os resultados económicos, reduzindo os custos dos cuidados de saúde devido à redução do tempo de internamento.

Embora o conceito de EBD se inspire na MBE, existem algumas diferenças importantes entre os dois (Quadro 1). Ao contrário da MBE, que se baseia num vasto conjunto de investigação credível compilada ao longo de décadas, a investigação sobre a EBD é relativamente recente, mas está a crescer. Os profissionais da EBD sublinham a necessidade de estudos qualitativos orientados por hipóteses e estão a esforçar-se por aumentar o nível de rigor da investigação através da formação e da parceria com clínicos e investigadores doutorados com experiência no processo de investigação. Uma vez que a EBD lida com medidas como os resultados clínicos e as interacções entre o ambiente e o comportamento, a abordagem da EBD combina frequentemente métodos qualitativos e quantitativos.

Comparison of Evidence-Based Design and Evidence-Based Medicine		
Category of Comparison	**Evidence-Based Design (EBD)**	**Evidence-Based Medicine (EBM)**
First Formal Recognition	2003 [a]	1992 [1]
Types of Research Literature	Hypothesis-driven quantitative methods are increasingly used and a growing body of meta-analyses exist. EBD, which often deals with environment-behavior interactions, is commonly approached from a qualitative perspective.[2]	Quantitative methods (including systematic reviews, meta-analyses, and randomized controlled trials) rank highest on the evidence pyramid.
Quantity of Literature Available	Relatively small, but growing body of rigorous studies relating to healthcare design.[2]	Approximately 25,000 randomized controlled trials and controlled clinical trials published yearly.[9]
Education	Growing emphasis on research skills in design education.[2]	Research skills, methods, and concepts are ingrained in undergraduate and post-graduate education.[2]
Level of Rigor	Rigor can be misunderstood by designers. Many designers have begun to partner with MDs or PhDs to design better, more rigorous studies. Architectural educational institutions have begun to teach the EBD process.	Relatively high level of rigor in EBM. The education system teaches clinicians how to read, evaluate, and apply literature as well as how to conduct their own research.
Opportunities	Many designers are looking to partner with clinicians to evaluate the effects of design interventions on patients, staff, and others who spend time in a hospital or clinic.	There are a wealth of potential research topics that relate the built environment to clinical outcomes or fiscal performance. For example: environmental variables that may contribute to the spread of infection or the effects of the NICU environment on a neonate's future health outcomes.

Quadro 1. Comparação entre a conceção baseada em provas e a medicina baseada em provas.

Dadas as sinergias entre os conceitos de EBD e MBE, existe uma oportunidade significativa de colaboração entre designers e clínicos para explorar melhor a correlação entre os resultados clínicos e as decisões de conceção. Os profissionais da EBD procuram no sector médico os seus conhecimentos em matéria de tomada de decisões baseada em provas. As práticas baseadas em provas podem ser especialmente frutuosas quando efectuadas em colaboração entre várias disciplinas. Reconhecendo os benefícios da colaboração interdisciplinar, o Instituto Nacional de Saúde reviu os requisitos das subvenções para permitir a existência de vários investigadores principais (PI), criando oportunidades interessantes para a investigação em várias disciplinas.[5]

Colaboração interdisciplinar em revistas médicas e de design

O cruzamento entre a EBD e a EBM é evidente no facto de as revistas médicas terem começado recentemente a apresentar artigos sobre temas relacionados com a conceção dos cuidados de saúde. O desenvolvimento de publicações revistas por pares para a investigação em Design Baseado em Evidências também se tem verificado na comunidade de design de cuidados de saúde, nomeadamente com o início do *Health*

Environments Research and Design Journal (HERD), revisto por pares, em 2007. Nos próximos anos, esperamos assistir a um crescimento da tendência da investigação em matéria de conceção baseada em evidências nas revistas médicas, para além da contribuição dos médicos e do pessoal médico para as revistas de arquitetura com revisão por pares. Este cruzamento e mistura de investigação interdisciplinar será inestimável para o avanço do conhecimento obtido através do estudo do impacto do ambiente físico nos resultados clínicos.

Traduzir a literatura para a prática arquitetónica

Os arquitectos são formalmente treinados para compreender o comportamento humano e aplicar este conhecimento às soluções de design. Além disso, os projectistas de cuidados de saúde passam anos a desenvolver conhecimentos especializados nas considerações funcionais da conceção de cuidados de saúde. Para complementar esta riqueza de conhecimentos experienciais, muitos gabinetes de arquitetura estão também a incorporar profissionais médicos na prática da arquitetura e no ambiente do escritório. Devido à necessidade crescente de investigação sobre a EBD, alguns gabinetes de arquitetura estão a contratar pessoal com nível de doutoramento a tempo inteiro para supervisionar as iniciativas de investigação. Além disso, alguns gabinetes integraram pessoal com formação clínica (por exemplo, enfermeiros registados, terapeutas respiratórios ou outros) para ajudar a educar o gabinete, dirigir reuniões com clientes, ajudar no planeamento estratégico e orientar as decisões de conceção. Menos de um punhado de empresas contratou indivíduos com qualificações de médico. Durante as reuniões do grupo de utilizadores do hospital para um projeto de conceção, os médicos, enfermeiros e outras pessoas com conhecimentos clínicos fornecem informações valiosas sobre os padrões de fluxo de pessoal e as necessidades clínicas em vários ambientes.

Associações profissionais

Outro local onde se pode observar o cruzamento entre a medicina e a arquitetura é nas associações médicas profissionais, às quais os arquitectos começaram a aderir como membros nos últimos anos. A mais notável é talvez a Society of Critical Care Medicine (SCCM), que é atualmente a principal organização internacional dedicada a assegurar a excelência e a consistência na prática dos cuidados intensivos. Há 14 000 membros da SCCM em 80 países. Entre estes membros, há uma mão-cheia de arquitectos envolvidos principalmente num concurso anual de design co-patrocinado desde 1992 pela SCCM, com a Associação Americana de Enfermeiros de Cuidados Intensivos (AACN) e a Academia de Arquitetura para a Saúde do Instituto Americano de Arquitectos (AIA/AAH). As candidaturas são avaliadas por vários painéis de médicos, enfermeiros e arquitectos. As Unidades de Cuidados Intensivos (UCI) vencedoras foram posteriormente estudadas e foram identificadas as tendências de conceção ao longo dos anos.[6,7]

Directrizes de conceção baseadas em provas

A SCCM, juntamente com algumas outras organizações profissionais, publicou directrizes de conceção baseadas em provas para ajudar no planeamento e conceção de hospitais. As Directrizes de Conceção de UCI da SCCM, publicadas na *Critical Care Medicine* em 1995 e, mais recentemente, em 2012,[8] fornecem aos arquitectos e projectistas um guia para a conceção de unidades de cuidados intensivos, a fim de dar resposta às necessidades dos doentes, da família e do pessoal. Estas directrizes estão atualmente a ser revistas de modo a refletir uma abordagem baseada em provas para os elementos de conceção. Além disso, a Academia de Arquitetura para a Saúde do Instituto Americano de Arquitectos (AIA) desenvolveu inicialmente *Directrizes para a Conceção e Construção de Instalações de Cuidados de Saúde* em 1987, tendo a versão mais recente sido publicada em 2014 pelo Facilities Guidelines Institute.[9] Estas directrizes são actualizadas num ciclo de quatro anos pelo Comité de Revisão das Directrizes de Saúde multidisciplinar. O comité é composto por pessoas conhecedoras das práticas de cuidados de saúde e da conceção de instalações de cuidados de saúde (médicos, enfermeiros, gestores de instalações, arquitectos e engenheiros) e por pessoas que aplicam o documento no terreno (autoridades estatais e federais com jurisdição). Uma vez que estas directrizes abrangentes se estão a tornar um código obrigatório em grande parte da América do Norte e uma melhor prática para além disso, é importante que os médicos estejam conscientes da necessidade de mais investigação sobre os efeitos das características ambientais nos resultados de saúde, uma vez que esta investigação constituirá a base de futuras directrizes de conceção de hospitais.

Em Ontário, no Canadá, os códigos de construção colocaram uma ênfase especial na conceção de lavatórios para lavagem das mãos. Em contextos de cuidados de saúde, a adesão às recomendações de higiene das mãos é a prática mais importante para prevenir a transmissão de agentes patogénicos nos cuidados de saúde e contribui diretamente para a segurança dos doentes.[2] Talvez um dos documentos mais abrangentes sobre as melhores práticas de higiene das mãos tenha sido desenvolvido no Canadá pelo Ministério da Saúde e dos Cuidados de Longa Duração da Província do Ontário.[10] No que respeita aos critérios de conceção, este documento inclui indicações para a colocação de lavatórios para lavagem das mãos nas instalações de cuidados de saúde. Estas recomendações são algumas das mais rigorosas e avançadas para a prevenção de infecções e foram iniciadas após o surto quase pandémico de SARS (Síndrome Respiratório Agudo Severo) em 2003, que resultou em 43 mortes na área da Grande Toronto.[11] Exemplos de recomendações de conceção incluem: os lavatórios devem ser independentes (não devem ser inseridos num balcão ou imediatamente adjacentes a ele); os lavatórios não devem ter arrumação por baixo (devido à proximidade de ligações de esgotos sanitários e ao risco de fugas ou danos causados pela água); a conceção dos lavatórios para lavagem das mãos (por exemplo, profundidade, posição do ralo) deve evitar salpicos que possam contaminar as mãos ou as torneiras; os controlos (torneiras) devem ser mãos-livres; e são aceitáveis pegas/lâminas accionadas por um dispositivo elétrico ocular ou pelo pé, cotovelo ou joelho.

É provável que, no futuro, sejam elaboradas directrizes adicionais para aperfeiçoar as recomendações existentes, bem como para incorporar provas suplementares, à medida que forem sendo realizados mais estudos sobre o impacto do ambiente físico no bem-estar dos doentes, na eficiência do pessoal e nos custos dos cuidados de saúde.

O futuro da medicina e da arquitetura: Colaboração interdisciplinar e prática baseada em provas

A colaboração entre as disciplinas de arquitetura e medicina aborda a frequência crescente de um processo de conceção multidisciplinar na construção ou renovação de espaços de cuidados de saúde. À medida que o foco geral dos cuidados de saúde passa da doença e da enfermidade para a saúde e o bem-estar do paciente, uma maior ênfase na medicina integrativa também parece ser uma tendência crescente na prática clínica.[29] Esta tendência criou uma necessidade de espaços de cuidados de saúde que acomodem uma variedade de disciplinas de cuidados para responder às necessidades dos doentes.

É provável que muitos médicos, enfermeiros e outro pessoal clínico aliado, em algum momento da sua carreira, estejam envolvidos no projeto de uma nova instalação ou na renovação de uma instalação existente. Estes clínicos devem compreender que os seus conhecimentos e experiência clínicos são fundamentais para o sucesso das reuniões de revisão do projeto. Quando a equipa de projeto reconhece uma lacuna na literatura, os clínicos podem considerar essa lacuna como uma oportunidade para testar os resultados de uma solução de conceção e publicar a sua investigação. Ao aumentar o crescente corpo de literatura que associa decisões de conceção específicas a resultados clínicos, a interação colaborativa entre médicos, enfermeiros e arquitectos tornar-se-á cada vez mais valiosa para tirar o máximo partido de um projeto de construção. Ao aplicar esta abordagem baseada em provas, as disciplinas da medicina e da arquitetura estão a esforçar-se por atingir um objetivo comum - tratar e melhorar a saúde e o bem-estar dos doentes, da família e do pessoal que utiliza os edifícios hospitalares e de cuidados de saúde.

Referências:

1.   Grupo de Trabalho sobre Medicina Baseada em Evidências. Evidence-based medicine: a new approach to teaching the practice of medicine. J Am Med Assoc.1992; 268(17):2420-1232.

2   . Ulrich RS, Zimring C, Zhu X, Dubose J, Seo H, Choi Y, et al. A review of the research literature on evidence-based healthcare design. Health Environments Research & Design. 2008; 1(3):61-125.

3.   Hamilton DK. Os quatro níveis da prática baseada em evidências. Healthcare Design. Nov 2003; 18-26.

4.   Ulrich RS. View through a window may influence recovery from surgery. Science. 1984; 224(4647):420-21.

5.   Gabinete de Política Científica e Tecnológica: Agency recognition of multiple principle investigators on federally funded research projects. 72 Federal Register 184 (24 de setembro de 2007), pp. 54257-54260.

6.   Cadenhead C, Anderson D. Critical care unit design, the winners and future trends: an investigative study. World Health Design. 2009; 2(3):72-77.

7.   Cadenhead C, Anderson D, Uhlenhake R. Critical care design - lessons learned from 16 years of SCCM award winning designs. In: Hamilton DK, Shepley M. Design for critical care: an evidence-based approach. Burlington, MA: Architectural Press of Elsevier; 2009. p. 25-37.

8.   Directrizes para a conceção de unidades de cuidados intensivos. Força-tarefa de

diretrizes de design de UTI, Comitê do Colégio Americano de Medicina Intensiva, Sociedade de Medicina Intensiva. Critical Care Medicine 2012 May;40(5):1586-600.

9.   o Facility Guidelines Institute. Guidelines for the design and construction of health care facilities. Chicago: Sociedade Americana de Engenharia de Cuidados de Saúde (ASHE); 2014.

10.   Comité Consultivo Provincial para as Doenças Infecciosas (PIDAC): Melhores práticas para a higiene das mãos em todos os contextos de cuidados de saúde. [Internet]. Ontário (Canadá): Ministério da Saúde e dos Cuidados de Longa Duração; publicado em maio de 2008, revisto em janeiro de 2009 [citado em 11 de janeiro de 2011]. Disponível em:

http://www.health.gov.on.ca/english/providers/program/infectious/diseases/best_pra c/bp_hh_20080501.pdf

11.   Borgundvaag B, Ovens H, Goldman B, et al. SARS outbreak in the Greater Toronto Area: the emergency department experience. Can Med Assoc J. 2004 Nov 23; 17(11):1342-1344.

Capítulo 7

Rx: Cama com janela

Este artigo foi publicado no Journal of the American Geriatrics Society 2014;62(2):378-9.

Diana C. Anderson, MD, M.Arch.
Médico residente, Departamento de Medicina
New York-Presbyterian Hospital - Centro Médico da Universidade de Columbia
Nova Iorque, Nova Iorque

D. Kirk Hamilton, B.Arch., MSOD Professor
Departamento de Arquitetura, Texas A&M University
College Station, Texas

"Estagiários, mais alguma ideia?", perguntou o meu assistente à equipa enquanto fazíamos as nossas rondas diárias à cabeceira da Sra. T, uma octogenária que estava na nossa UCI há pouco mais de uma semana. Ela sofria de demência e tinha sido submetida a uma traqueotomia, o que limitava a sua capacidade de comunicar connosco. A preocupação dos meus assistentes nessa manhã deveu-se à sua taquicardia contínua, cuja etiologia não conseguíamos explicar; ela não tinha respondido às nossas intervenções médicas.

Ao considerar o caso da Sra. T, metade da nossa UCI não tem janelas, e ela esteve numa sala sem janelas durante dias, com as luzes fluorescentes suspensas acesas durante a maior parte desse tempo. A minha sensibilidade aos factores ambientais advém da minha formação e experiência como arquiteto hospitalar. Como médico e arquiteto licenciado, considero que muitos hospitais são ambientes físicos pouco favoráveis à cura dos doentes. Apesar da especialização da arquitetura de cuidados de saúde, muitos espaços planeados são inadequados para a sua utilização real.

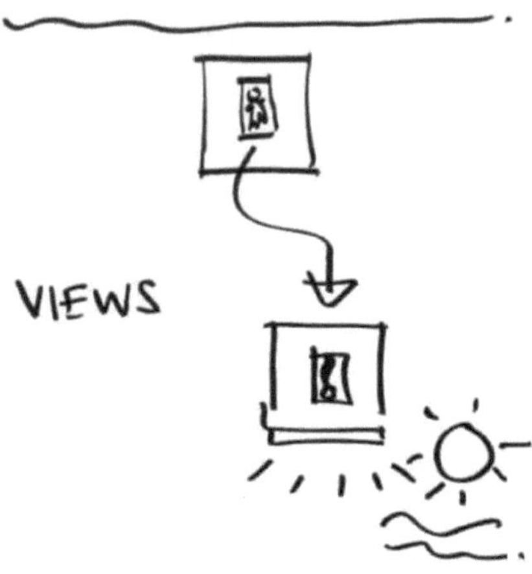

Esboço: Diana Anderson

Com o advento da EBD e dos programas de formação em arquitetura hospitalar, a investigação de apoio à conceção de espaços está a crescer, com intervenções de planeamento médico e o seu impacto nos cuidados e segurança dos doentes a serem agora apresentados em revistas médicas.[1][2]

Nessa tarde, a Sra. T foi transferida para o outro lado da unidade, onde as janelas davam para o rio. Lembro-me de olhar para o seu quarto nessa noite e ver a luz distinta de um pôr do sol de verão a entrar pela janela. Reparei que o monitor cardíaco tinha parado de apitar incessantemente e que o ritmo cardíaco tinha normalizado. No dia seguinte, nas rondas, o meu médico assistente reconheceu que a taquicardia tinha

1 telefonou ao Hamilton nessa noite para partilhar a história da Sra. T. Eu sabia que lhe ia interessar. "Foi demonstrado que a luz natural melhora o ambiente terapêutico", disse ele.

"A sua doente idosa estava num ambiente monótono, pouco estimulante, sem luz natural, sujeita a ruídos incessantes e a uma luz artificial constante que oscila em comprimentos de onda não naturais." Concordei que eram essas as condições a que ela estava exposta. "A mudança colocou-a num ambiente em que a janela proporcionava um importante

desaparecido. "Mas é provável que haja outra explicação", disse ela. Embora nunca venhamos a saber o mecanismo exato para esta alteração fisiológica, uma vez que ela estava a receber várias intervenções para além da mudança de quarto, acredito que a luz do sol e a vista para o rio podem muito bem ter tido um impacto; a mudança de quarto tinha sido o ajustamento mais óbvio no seu tratamento nas 24 horas anteriores.

regulador cronobiológico através da luz natural e do acesso ao ciclo diurno. A janela pode ter proporcionado uma vista do céu que muda naturalmente, e talvez até da atividade humana e do rio. Mesmo que ela não estivesse totalmente consciente de todas estas coisas, algumas delas estavam a entrar pela retina". [3] Mais uma vez, o arquiteto que há em mim concordou. É possível que algumas ou todas essas coisas tenham desempenhado um papel na mudança que ela exibiu.

A minha experiência médica foi melhorada pela minha perspetiva de design. Desde esse dia, incluo intervenções ambientais nas minhas notas diárias. Para os nossos quartos partilhados nos pisos de medicina geral, o meu plano incluirá "cama de janela" se eu sentir que um doente idoso ou em delírio beneficiaria desta intervenção.

Como acontece frequentemente com a nossa estrutura rotativa de formação clínica, nunca saberia o percurso completo da Sra. T e o plano de alta quando deixei a UCI antes de o seu nível de cuidados ter sido transferido. O que posso dizer com certeza é que o pouco tempo que passei a conhecê-la motivou uma discussão alternativa sobre os cuidados hospitalares nas rondas desse dia e durante vários dias após a mudança de quarto. A melhoria da sua resposta fisiológica ao que acabaram por atribuir, pelo menos em parte, à mudança de quarto, levou os meus colegas clínicos a considerar a conceção arquitetónica e as provas existentes. Só o tempo (e mais investigação) dirá se a história da minha doente se tornará a norma.

Referências

1. Ulrich RS. View through a window may influence recovery from surgery. Science 1984;224:420-421.
2. Detsky ME, Etchells E. Single-patient rooms for safe patient-centered hospitals. JAMA 2008;300(8):954-956.
3. Hamilton DK, Shepley MM. Design for Critical Care: An Evidence-Based

Approach. Oxford, Reino Unido: Architectural Press, 2010.

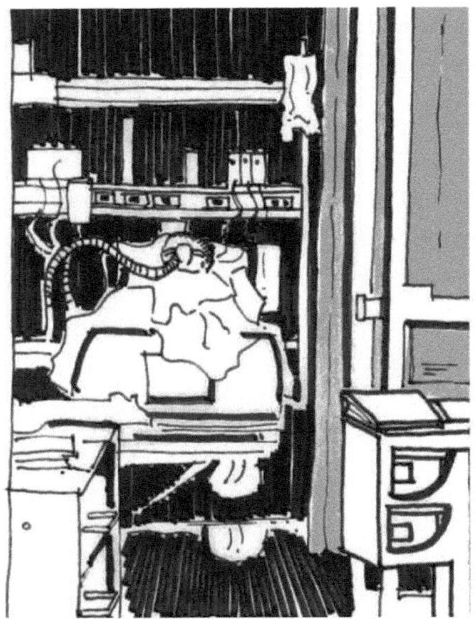

Esboço: Diana Anderson

Capítulo 8

Uma vista da janela e sobre a janela

Esta carta aos editores foi publicada no Health Environments Research & Design (HERD) Journal 2014;7(4):137-141.

Penelope Ann Shaw, PhD

Membro da Direção, MA Advocates for Nursing Home Reform

Advogada e conselheira política, Divisão de Lares de Idosos, CMS (central) Membro do Comité Consultivo dos Cidadãos. Gabinete Executivo de Assuntos dos Idosos do MA

Diana Anderson, MD, MArch

Arquiteto, OAQ, MRAIC, LEED AP

Médico Residente, Centro Médico da Universidade de Columbia

Introdução

Como dochitect (médico-arquiteto), a minha carreira tem como objetivo colmatar a lacuna existente entre a medicina, a investigação e a arquitetura, a fim de melhorar a conceção e a eficiência operacional do ambiente clínico. Já trabalhei em muitos ambientes hospitalares e de cuidados de saúde que não favorecem o bem-estar do pessoal e, por vezes, nem mesmo a cura do doente. Escrevo frequentemente sobre anedotas clínicas, relacionando-as com a conceção, a fim de aumentar a consciencialização do seu impacto entre os meus colegas clínicos. Um artigo recentemente publicado no Journal of the American Geriatrics Society relata a minha experiência com o delírio numa unidade de cuidados intensivos e o potencial impacto das janelas na resposta fisiológica de um doente; uma sinopse deste encontro é apresentada em pormenor abaixo. Penny contactou-me depois de ler este artigo para contar a sua história de como uma janela mudou drasticamente a sua experiência enquanto esteve em cuidados continuados. Juntámo-nos para escrever um artigo que se baseia neste tópico de janelas e vistas exteriores. Nas secções que se seguem, damos a conhecer a forma como estes elementos arquitectónicos podem mudar a vida dos doentes e ser de importância vital para o pessoal.

Perspetiva do doente

Sou um residente de um lar de idosos que vive nas minhas instalações numa cama junto a uma janela há onze anos. Sou um sobrevivente de cuidados intensivos (numa UCI durante quatro meses em suporte de vida) de uma fase aguda da síndrome de Guillain-Barré (uma doença neuromuscular rara em que o sistema imunitário de uma pessoa danifica as células nervosas, causando, no meu caso, uma paralisia quase total). Seguiu-se um ano num hospital de reabilitação respiratória. Dos onze anos que passei nas minhas instalações, estive quase sempre de cama durante 3 anos e meio com uma traqueotomia e um tubo de alimentação.

Durante estes muitos anos no meu lar de idosos, tive a sorte de ter uma cama junto a uma grande janela de 1,5m por 1,5m. A luz flui através dela com mudanças diárias e sazonais. Vejo a luz, o sol quente e brilhante, o nascer e o pôr do sol, os relâmpagos, o céu nublado e o nevoeiro. A cor do céu pode ser branca, cinzenta clara ou escura, azul, vermelha ou completamente preta na janela a meio da noite. Por vezes, podem ser visíveis as nuvens em várias formações.

Há um bonito ácer mesmo em frente à minha janela, com um edifício por trás que aprecio pelos seus pormenores arquitectónicos, incluindo janelas redondas e circulares. Há uma escada de incêndio em madeira que as pessoas sobem e descem. Sigo a árvore sazonalmente, desde os membros escuros e vazios do inverno, por vezes cobertos de neve, até aos primeiros botões verde-amarelados, passando pelo verde-escuro maduro do verão e pelas mudanças outonais de vermelho, laranja, amarelo e castanho, após as quais o ciclo recomeça. O movimento e a força do vento arrancam da árvore tanto a neve como as folhas, que caem em grande abundância em enxurradas.

Os funcionários usam a minha janela para ver o tempo, a quantidade de neve que está a cair e se vão ter de raspar os carros depois da tempestade. É um ponto de partida para conversarem e pararem um momento da sua agenda ocupada.

Ouço os sons através da janela, que são outra fonte de prazer. O vento pode ser suave e ameno ou áspero e uivante, soprando. Quando chove, ouvem-se os sons dos trovões e os delicados pingos e salpicos da chuva e da neve contra a vidraça. Por vezes, as gotas caem em muitas linhas rectas lado a lado, parecendo uma cortina de contas que torna a janela opaca, deixando passar pouca luz entre elas. O vidro da janela torna-se assim uma tela para os elementos desenharem padrões geométricos abstractos que podem absorver e distrair-me, criando uma forma de entretenimento durante vários minutos. Outro som que ouço através da janela é o do assobio de um

O comboio Amtrak a passar, lembrando-me das pessoas que vão de um lado para o outro, vivendo as suas vidas, esperançosamente de forma agradável, ligando-me ao mundo maior.

Ver o edifício por detrás da árvore com os pormenores arquitectónicos faz-me lembrar o meu passado - o meu trabalho de estudo no último ano foi na Universidade de Michigan/Ann Arbor, na biblioteca de arquitetura, onde me apaixonei pelos edifícios. Penso nos dias em que vou a Boston e olho para a arquitetura brutal da Câmara Municipal de Boston ou para a beleza da Trinity Church de H.H. Richardson, ou para a cúpula Bulfinch na MA State House. O edifício à minha janela também me faz lembrar os anos em que vivi na Europa e visitei ícones como as catedrais góticas, Notre Dame du Ronchamps, a Acrópole ou o Coliseu Romano. Vivendo nas Caraíbas durante dois anos, apreciei os tons coloridos da arquitetura residencial. Por isso, quando olho pela janela, é um gatilho para uma revisão de vida.

Durante estes onze anos em que estive na mesma cama, neste mesmo quarto, morreram três dos meus colegas de quarto. Claro que estou com eles antes da chegada da família ou do agente funerário. Depois de assistir à sua angústia existencial e ao seu declínio, posso agora olhar para a direita e ver os rostos tranquilos dos meus companheiros que estão prestes a fazer a sua última viagem. Estando no quarto com alguém que já morreu, bastava-me virar para a esquerda e a minha árvore estava comigo, representando o eterno ciclo da vida que sobreviverá a nós.

Ver ao ar livre liga-me não só aos poderosos efeitos restauradores da natureza, mas também às pessoas. Estes benefícios melhoram a minha qualidade de vida: o meu humor, a minha vitalidade e o meu bem-estar geral. Sair de casa é também uma compensação para o stress de viver num lar de idosos. Encontro paz e descanso, componentes importantes da minha longa jornada de reconstrução da minha vida após anos de institucionalização.

Perspetiva médico-arquiteto

O movimento no sentido de uma conceção das instalações de saúde baseada em provas tem centrado grande parte da investigação e intervenção na melhoria da experiência do doente através de características de apoio à conceção, reconhecendo simultaneamente a potencial melhoria subsequente dos resultados em termos de saúde. Mais recentemente, tem-se dado ênfase ao impacto da conceção na eficiência operacional e na criação de espaços de trabalho eficazes para o pessoal e para os doentes, que também beneficiam de uma boa conceção. Estudos anteriores demonstraram que a conceção de espaços de apoio para o pessoal pode ajudar os funcionários a lidar melhor com o stress no local de trabalho, reduzir o absentismo e apoiar os funcionários na prestação de cuidados de qualidade.

Compreendo agora a importância de ambientes bem concebidos para o pessoal, para o bem-estar físico e emocional daqueles que trabalham nestes edifícios de cuidados de saúde, para além dos doentes de que cuidamos.

Durante a minha primeira semana de estágio como médico residente, deparei-me com um doente que viria a solidificar a importância da intervenção do design. No meu hospital atual, a nossa unidade de cuidados intensivos tem um design de pista de corridas, com um dos lados dos quartos dos doentes sem janelas. Esta anedota centra-se na Sra. T, uma mulher de 81 anos com demência. Apesar de lhe termos administrado líquidos e analgésicos, o seu ritmo cardíaco continuou elevado durante um período de tempo prolongado. Ela estava num dos quartos sem janelas há vários dias, altura em que foi sugerido que a mudássemos para o outro lado da unidade, com vista para o rio. Embora tenha havido alguns olhares de dúvida entre os membros da equipa quando isto foi formalmente mencionado nas rondas, ela foi transferida nessa tarde. Lembro-me de olhar para o quarto dela mais tarde nesse dia e ver a luz distinta de um pôr do sol de verão a entrar pela janela, notando que o monitor cardíaco tinha parado de apitar incessantemente à medida que o ritmo cardíaco normalizava e ela parecia mais calma. Nunca saberemos o mecanismo exato para esta alteração fisiológica, uma vez que ela estava a receber vários tratamentos para além da mudança de quarto, mas acredito que a luz do sol e a vista para o rio tiveram um impacto. Embora se trate apenas de uma anedota médica, estas acabam por conduzir a estudos de confirmação e a mudança segue-se. Este exemplo é encorajador, não só porque incentiva o hospital com iluminação diurna, mas também porque permite perceber a mudança de cultura da equipa médica ao aceitar a importância dos factores ambientais como parte do plano médico.

Os médicos experientes dizem-nos muitas vezes que o período de formação da residência é semelhante a ir para a batalha. Vestimos o nosso uniforme (neste caso, a nossa bata) e vamos "para as trincheiras" (ou seja, para os pisos de internamento médico), dizendo-nos para não olharmos para trás e para nos concentrarmos numa tarefa: sobreviver à formação. É um período brutal, com privação de sono, exigência física, stress emocional e a necessidade de enfrentar diariamente o sofrimento humano e a morte. Muitos perguntam como é que conseguimos trabalhar tantas horas sem pausas, mas na verdade, com tanto trabalho e pouco acesso à luz natural, a nossa noção do tempo perde-se.

Talvez alguns dos aspectos mais desafiantes de estar nas trincheiras sejam a falta de áreas de descanso para o pessoal e a escassez de natureza e luz do dia. Nas oficinas de conceção, o espaço do doente é muitas vezes considerado a prioridade máxima, enquanto as salas de estar e de trabalho do pessoal são frequentemente as últimas áreas a receber luz natural ou situadas ao longo do perímetro do edifício. Muitas vezes, considero este facto paradoxal, tendo em conta que o tempo de permanência dos doentes está a diminuir para apenas alguns dias, enquanto o pessoal trabalha no mesmo ambiente durante anos.

As unidades de cuidados intensivos são ambientes intensos para o pessoal e são geralmente concebidas de forma a permitir a visibilidade direta para cada quarto de doente a partir do posto de trabalho central. Algumas unidades de cuidados intensivos permitem a existência de uma área fechada com assentos confortáveis, iluminação ambiente e música para que o pessoal possa tirar uns momentos e recarregar energias durante os longos turnos. Tendo trabalhado em unidades de cuidados intensivos sem este tipo de espaço, dei por mim a retirar-me para a sala de abastecimento limpa como um local onde podia desaparecer da vista entre as estantes de abastecimento até ao teto e tirar alguns momentos para me recompor durante momentos clínicos difíceis. A consciência da necessidade de áreas de repouso para o pessoal, especialmente nos cuidados intensivos, deve ser incluída no processo de planeamento e a sua importância não pode ser minimizada.

Será que uma melhor conceção pode incentivar o pessoal médico a fazer pequenas pausas e influenciar o modelo de mudança comportamental? Os obstáculos a estes momentos de descanso incluem crenças individuais e comunitárias sobre o trabalho, as exigências operacionais do próprio trabalho de cuidados de saúde e a qualidade do ambiente construído em que esse trabalho é efectuado. Há uma grande janela ao fundo de um corredor no último andar do meu hospital e eu vou até lá, especialmente depois de um turno noturno, só para ver o nascer do sol sobre a cidade e refletir, deixando para trás o peso emocional e físico do turno. Ao iluminar as áreas destinadas ao pessoal, ao proporcionar vistas para o exterior ao longo dos percursos de orientação e ao criar áreas de descanso, é provável que a experiência de formação se torne mais fácil e mais humanista.

Resumo

A era da implementação da mudança cultural na medicina está a chegar. Os apelos a melhores condições de cura para os doentes e de trabalho para o pessoal estão em curso e a conceção dos cuidados de saúde é cada vez mais realçada através de projectos de arquitetura e investigação. Embora haja muita discussão e investigação sobre a ligação entre a cultura e o desempenho, a associação entre o ambiente físico e o bem-estar ainda está a ser investigada e é frequentemente pouco reconhecida no domínio clínico. O fosso entre a arquitetura e a medicina pode ser reduzido através de uma maior colaboração interdisciplinar e da aplicação de investigação baseada em provas. Ao dar a conhecer estas experiências dos doentes e anedotas clínicas e, por conseguinte, ao formar alianças importantes entre os doentes e os prestadores de cuidados de saúde, será mais provável que o futuro da medicina aceite e integre os factores ambientais como parte do processo de cuidados de saúde.

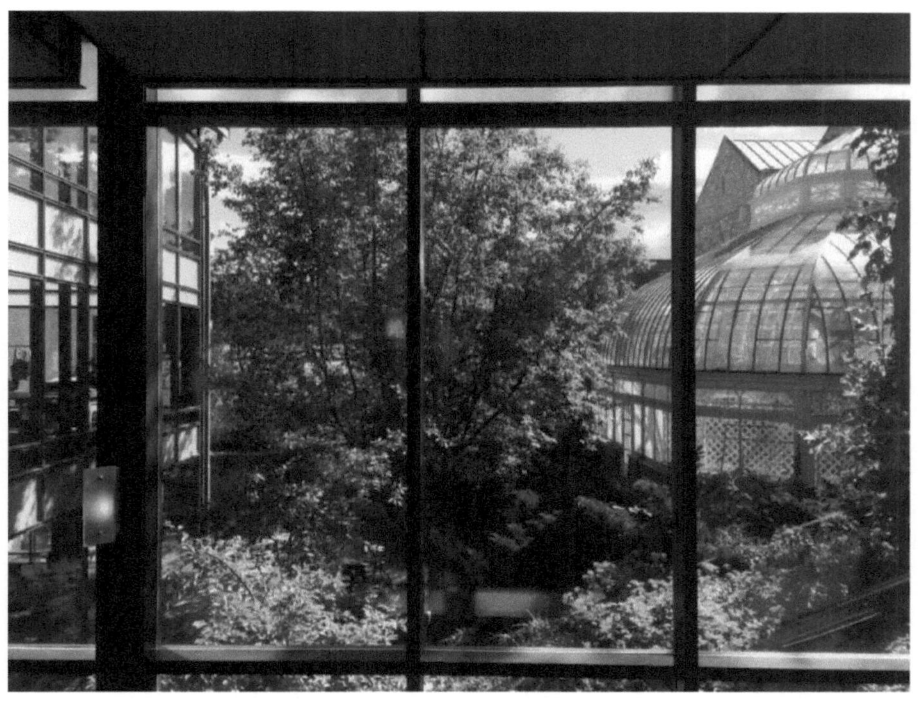

Foto: Diana Anderson

Capítulo 9

Novos procedimentos de contratação de pessoal médico requerem soluções de design

Originalmente publicado pela revista Healthcare Design, 11 de outubro de 2013, link online https://www.healthcaredesignmagazine.com/architecture/new-medical-staffing- procedures-call-design-solutions/ *propriedade da Emerald Expositions, U.S.A. Todos os direitos reservados.*

Diana Anderson, MD, M.Arch.

O profissional médico híbrido - médico-escritor, médico-investigador, médico-educador e médico-editor - é frequentemente mencionado na literatura e na imprensa popular. Como autointitulado "dochitect", proponho um novo modelo híbrido, o médico-arquiteto, com a intenção de fazer a ponte entre a arquitetura e a medicina através do campo do design de cuidados de saúde.

Arquiteto que trabalha agora como médico residente, mantenho dois cadernos no bolso da bata branca: um para factos médicos, uma descoberta comum entre os estagiários, e outro para notas e esboços de design. As observações recolhidas são moldadas pela minha perspetiva única: por exemplo, ver as implicações de design associadas à mudança das práticas médicas.

De acordo com um estudo de 2012 da Johns Hopkins e da Universidade de Maryland, os internos de medicina passam uma minoria do seu tempo a cuidar diretamente dos doentes - 12% em cuidados directos aos doentes, 64% em cuidados indirectos aos doentes, 15% em actividades educativas e 9% em actividades diversas.

A utilização do computador ocupa 40% do tempo dos estagiários. Em comparação com estudos anteriores a 2003, os estagiários passam menos tempo a prestar cuidados directos aos doentes e mais tempo a falar com outros profissionais e a documentar.

Devido à redução obrigatória das horas de trabalho no contexto da complexidade crescente dos doentes internados, do volume crescente de dados sobre os doentes e do aumento da supervisão, o tempo que temos com os doentes é limitado. Como é que esta prática em mudança afecta as necessidades de espaço do pessoal para uma prestação de cuidados eficaz?

Surpreendeu-me o facto de se passar tanto tempo a registar pedidos e a fazer fichas no computador, em salas muitas vezes sem arte, luz natural ou controlo acústico. Os médicos estão frequentemente separados dos enfermeiros e do pessoal auxiliar, necessitando de múltiplas chamadas telefónicas para comunicar, em vez de discutirem os cuidados prestados aos doentes cara a cara.

O espaço é geralmente limitado para as rondas multidisciplinares diárias, que permitem uma prestação eficiente de cuidados médicos e o planeamento de altas seguras para os doentes.

Nenhum médico pode trabalhar constantemente, pelo que a cobertura cruzada é essencial. O turno da noite é o resultado de reformas na educação médica, que limita o número de horas que os médicos em formação podem trabalhar. Os residentes afectados ao turno da noite permitem que os outros residentes durmam, mas também promovem transferências frequentes de doentes, o que pode resultar na transferência de informações inadequadas.

É interessante considerar esta mudança de horário na nossa cultura de trabalho e na utilização do espaço. Muitos hospitais continuam a recorrer a estagiários que se entregam verbalmente uns aos outros, muitas vezes em postos de enfermagem movimentados e barulhentos, o que pode ser um convite ao erro. Em breve, os projectistas poderão ter de considerar espaços designados e tecnologia para que estas transferências tenham lugar.

Recentemente, no meu hospital, desenvolvemos um plano para renovar a sala de estar dos residentes e criar um espaço separado para os nossos casacos brancos e objectos pessoais. A administração veio avaliar o espaço e os nossos planos propostos, mas recomendou que transformássemos um dos nossos quartos vizinhos de permanência nocturna no nosso bengaleiro. "Com as novas restrições de horário de trabalho, os residentes já não devem precisar de quartos de dormir", observaram.

Pergunte a qualquer médico em formação que trabalhe em turnos noturnos e ele confirmará que continua a ser necessário um lugar para descansar. Trabalhar num turno noturno de 12 horas não é o mesmo que trabalhar num turno diurno de 12 horas, especialmente com uma mudança constante entre os horários diurno e noturno que pode causar fadiga extrema e destruir os ritmos circadianos.

Com esta conversão para o modelo de trabalho por turnos, pergunto-me se as salas de permanência continuarão a fazer parte dos programas de espaço dos departamentos, ou se os planeadores terão de desenvolver áreas inovadoras para sestas curtas e outras formas de descanso e rejuvenescimento.

A evolução da formação e da prática médicas exigirá provavelmente a integração de espaços adicionais para discussão multidisciplinar, áreas para curtos períodos de repouso para os formandos e áreas tranquilas para a realização de transferências seguras e eficientes.

WHERE PROVIDERS SPEND THEIR TIME

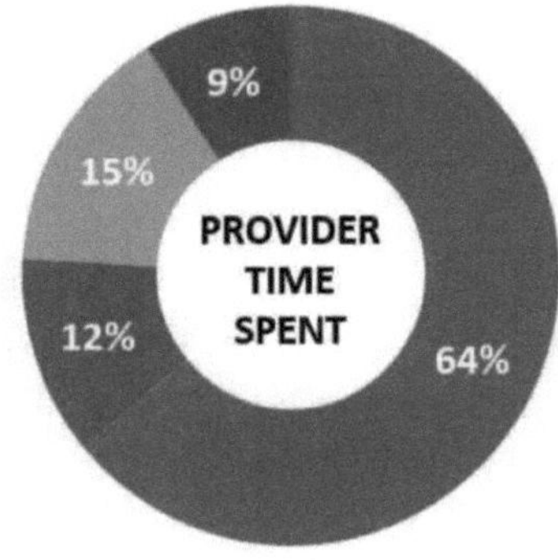

Table 2. Time Spent Per Patient by Shift

	Overall	Site One	Site Two
	Minutes (SD)	Minutes (SD)	Minutes (SD)
Per patient, overall	7.7 (5.8)	7.3 (7.0)	8.0 (4.4)
Day admitting shift	9.9 (7.1)	11.2 (9.1)	8.7 (4.5)
Night admitting shift	6.6 (5.6)	6.8 (6.3)	6.1 (4.3)
Non admitting Shift	6.7 (4.2)	4.3 (3.0)	8.5 (4.1)
Per new admission	16.6 (11.7)	20.6 (14.4)	13.6 (8.3)
Day admitting shift	14.6 (9.9)	24.5 (11.5)	10.6 (5.6)
Night admitting shift	18.6 (13.3)	18.5 (15.8)	18.6 (10.0)

Compared with studies prior to 2003, interns spend less time in direct patient care, and more time talking with other providers and documenting.

FONTE: Block L, etal. Na sequência dos regulamentos sobre horas de serviço de 2003 e 2011, como é que os internos de medicina interna gastam o seu tempo? J Gen Intern Med. 2013Aug:28(8):1042-7.

Capítulo 10

Considere as vantagens do Virtual Windows para médicos e pessoal de saúde

Esta carta aos editores foi publicada no Health Environments Research & Design (HERD) Journal 2016;10(1):172-173.

Diana Anderson, MD, M.Arch
Planeador Médico, Stantec Architecture

As Guidelines for Design and Construction of Hospitals and Outpatient Facilities, publicadas pelo Facility Guidelines Institute's (FGI), foram concebidas para cumprir as normas mínimas de conceção e construção. Embora as versões recentes das *Directrizes* prevejam normas mínimas para que todos os quartos dos doentes tenham janelas, não existe atualmente nenhuma que garanta que as áreas do pessoal clínico tenham acesso a luz ou vistas, reais ou virtuais.

Uma meta-análise de 2015, publicada no Journal of the American Medical Association (JAMA), salientou que vários estudos demonstraram que os médicos em formação registam taxas elevadas de esgotamento e depressão; até 43% de sintomas depressivos durante a residência, com a prevalência a aumentar a uma taxa de 0,5% por ano civil (1). As manchetes recentes dos media apelam a que as taxas de burnout e de suicídio dos médicos sejam consideradas uma crise de saúde pública (2). Penso que a conceção do ambiente pode e deve atenuar a metáfora do hospital como campo de batalha para os formandos. As vistas e as imagens, reais ou virtuais, devem ser consideradas tão importantes para o pessoal clínico como para os doentes. Embora os edifícios mais recentes possam privilegiar uma placa de piso mais estreita para maximizar este acesso às janelas, existem ainda muitas instalações mais antigas que estão continuamente a ser adaptadas, para além das plantas mais profundas necessárias para programas de diagnóstico e procedimentos em que a luz pode ser difícil de captar. Nestes casos, a disponibilização de janelas ou vistas virtuais seria benéfica, embora possa ser necessária mais investigação para captar e quantificar o verdadeiro valor acrescentado, de modo a incorporar as necessidades dos médicos e do pessoal em futuras versões das directrizes de conceção no domínio da saúde.

Outra razão para contemplar a importância da janela virtual para o pessoal clínico é considerar a saúde física para além da saúde mental - é do conhecimento geral que a mente e o corpo estão, em última análise, interligados. Um estudo de coorte prospetivo de 2016 publicado no JAMA estudou a associação entre o trabalho de enfermagem em turnos noturnos rotativos e o risco de doença coronária; a maior duração do trabalho em turnos noturnos rotativos foi associada a um aumento absoluto estatisticamente significativo, mas pequeno, do risco de doença coronária (3). É necessária mais investigação para determinar se a associação está relacionada com horários de trabalho específicos e características individuais. No entanto, é interessante considerar o papel das janelas virtuais e se esta intervenção de conceção pode ter um impacto nos ritmos circadianos e, subsequentemente, na saúde a longo prazo do pessoal clínico.

Recentemente, ouvi dois médicos a falar sobre os seus espaços clínicos - o primeiro médico afirmou que uma das suas duas salas de exame tinha vista para um parque, enquanto a outra não tinha qualquer janela. A primeira médica afirmou que uma das suas duas salas de exame tinha vista para um parque, enquanto a outra não tinha qualquer janela. Ela deu por si a escolher preferencialmente a sala com janela e vista para um campo de golfe verdejante. Disse ainda que o seu gabinete também tinha uma janela, mas que esta dava para o parque de estacionamento. Contou as inúmeras horas e serões que passava a fazer fichas nessa sala. A outra médica respondeu que ela própria não tinha janela no seu gabinete e afirmou: "Pode ter vista para o parque de estacionamento, mas pelo menos tem uma janela - tem muita sorte." Penso que esta anedota sublinha a importância de nos ligarmos ao ar livre e à natureza; o acesso de um médico a vistas não deve basear-se simplesmente na sorte do sorteio. Os arquitectos e os projectistas de hospitais têm o dever de minimizar o stress associado à doença e à hospitalização através de factores ambientais, mas também têm a oportunidade de defender as necessidades mentais e físicas dos próprios médicos e profissionais de saúde. Enquanto os doentes passam geralmente dias ou semanas em estabelecimentos de saúde, o pessoal clínico pode passar inúmeros dias, noites e anos em espaços sem janelas.

Referências:

Vetter C, Devore EF, Wegrzyn LR, et al. Association Between Rotating Night Shift Work and Risk of Coronary Heart Disease Among Women (Associação entre o trabalho em turnos noturnos rotativos e o risco de doença coronária nas mulheres). JAMA. 2016;315(16):1726-1734. doi:10.1001/jama.2016.4454.

http://www.huffingtonpost.ca/amitha-kalaichandran/physician-suicide b 8665388.html Acedido a 9 de junho de 2016

Schwenk, TL. Resident Depression The Tip of a Graduate Medical Education Iceberg

Thomas L. JAMA. 2015;314(22):2357-2358. doi:10.1001/jama.2015.15408.

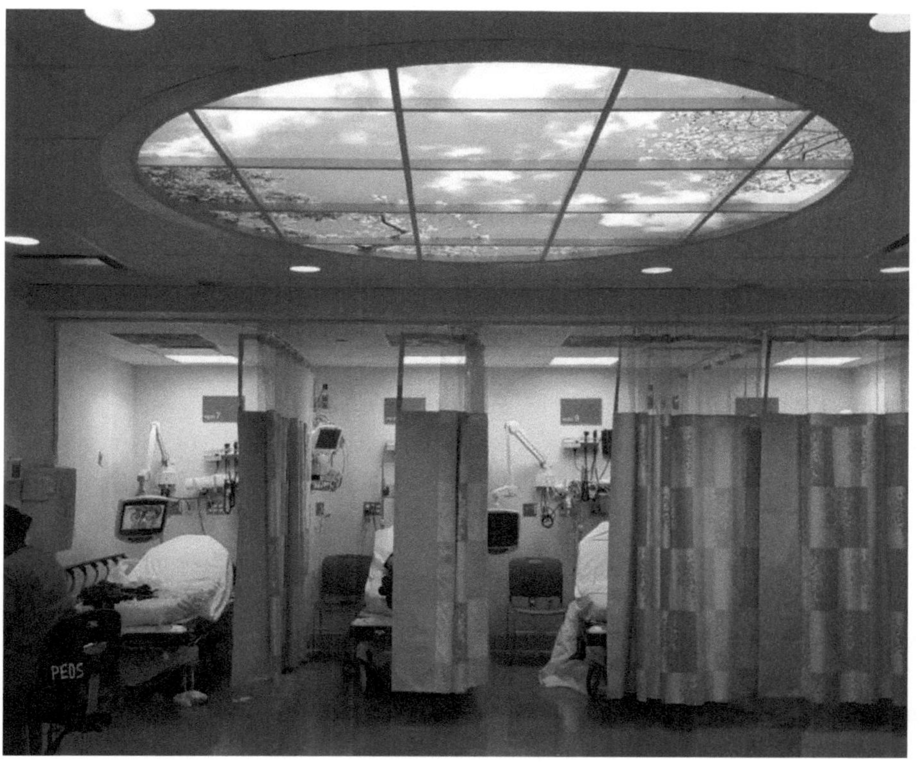

Departamento de Urgências do Hospital Mount Sinai
Nova Iorque, Nova Iorque, EUA
Foto: Diana Anderson

Capítulo 11

Design de cuidados de saúde Batimentos de cascos: Será altura de pensar em zebras em vez de cavalos?

*Este artigo foi publicado no sítio Web do SALUS Global Knowledge Exchange http://www.salus.global/article-show/healthcare-design-and-hearing-hoofbeats-is-it-time-to-think-zebras-instead-of-horses. *Leia mais de Marc Sansom, Diretor Fundador da SALUS Global Knowledge Exchange, no Capítulo 14.*

Diana Anderson, MD, M.Arch.

Em medicina, há um ditado que diz: "*Quando ouvires o bater dos cascos, pensa em cavalos e não em zebras*" - afirmado pela primeira vez no final da década de 1940 pelo Dr. Theodore Woodward, professor da Faculdade de Medicina da Universidade de Maryland, quando instruía os seus internos de medicina sobre o diagnóstico de uma doença com base nos sintomas apresentados. Uma vez que os cavalos são comuns em Maryland, enquanto as zebras são relativamente raras, logicamente, poder-se-ia adivinhar com confiança que um animal que bate os cascos é provavelmente um cavalo. Em 1960, o aforismo era amplamente conhecido nos círculos médicos. No entanto, os diagnosticadores observaram que os diagnósticos do tipo "zebra" devem, no entanto, ser mantidos em mente até que as evidências os excluam de forma conclusiva.

Aplicando este velho ditado à arquitetura, será que estamos a considerar demasiadas vezes os cavalos nos nossos projectos hospitalares? Poderemos ultrapassar os limites do design e transformar a conceção dos cuidados de saúde de um processo reativo num processo proactivo, planeando o que está para vir? Para esta coluna inicial, proponho três ideias de design disruptivas para desafiar um modelo de cuidados de saúde relativamente inalterado.

A cama do doente deve ser o ponto central da conceção do quarto?

No seu artigo de 1993 intitulado "The Hazards of Elderly Hospitalization" (Os perigos da hospitalização de idosos), o Dr. Morton Creditor afirma que "não conheço qualquer valor terapêutico do repouso absoluto na cama". De facto, sabemos agora que o repouso no leito pode ser prejudicial e levar ao descondicionamento, principalmente na população idosa, que pode perder até 5% de massa muscular por dia, em comparação com um homem mais jovem que perde 1-1,5% de massa muscular/dia. Durante as rondas, a nossa regra clínica é que, por cada dia que um doente idoso (especialmente com mais de 80 anos) está na cama, demora cerca de uma semana a recondicioná-lo com fisioterapia. As unidades de cuidados intensivos estão agora a fazer a deambulação de doentes com ventiladores, a fim de evitar a fraqueza adquirida na UCI.

Tradicionalmente, a cama do doente tem sido o ponto focal em torno do qual concebemos o quarto. Deverá continuar a ser este o caso, tendo em conta as nossas provas sobre os efeitos prejudiciais do repouso contínuo na cama? Poderá ser considerado um modelo de cama que mude para uma posição sentada, ou o quarto ser concebido em torno de uma cadeira como elemento central, em vez de ser colocado num canto como uma reflexão tardia?

Os corredores podem tornar-se mais do que um caminho de orientação com 2,5 metros de largura?

Os corredores dos hospitais assumem uma dimensão dinâmica de atividade, talvez mais do que o previsto nas fases de planeamento. Devido à dimensão crescente das equipas de cuidados aos doentes, as rondas (um momento para comunicar e partilhar dados) ocorrem frequentemente nos corredores, por vezes durante a maior parte do dia num ambiente de cuidados intensivos. O pessoal de enfermagem pode registar em estações descentralizadas fora do quarto e no corredor. O corredor é frequentemente o local onde se guardam todos os EPI/equipamentos de proteção individual e onde o pessoal e os visitantes se vestem e calçam luvas antes de entrarem numa zona de cuidados. Para além disso, é nos corredores que os doentes fazem a sua fisioterapia. Nalgumas unidades, os marcadores numéricos dos corredores indicam o progresso que os doentes podem acompanhar por si próprios. É também um local para consultas improvisadas entre os prestadores de cuidados, entre a família e os prestadores de cuidados, e entre a família e os doentes.

Poderá um corredor tornar-se mais do que um espaço longo e estreito com equipamento a transbordar e caixotes de roupa espalhados por todo o lado? Poder-se-ia imaginar um espaço mais dinâmico com bancos em alcovas e zonas de terapia, encorajando a mobilidade e a conversação, enquanto que talvez os quartos para um único doente se tornem mais pequenos para emprestar a metragem quadrada à zona do corredor.

Na fase de produção/fora de produção - a separação de fluxos é a resposta?

A noção do conceito on-stage/off-stage, popularizado pela Disney, tornou-se a melhor prática na conceção dos cuidados de saúde nos últimos anos. Será que este modelo faz sentido? Ou será desconcertante para as famílias e os doentes entrarem num serviço de urgência ou num centro de ambulatório e não verem qualquer membro do pessoal, uma vez que têm um corredor e uma zona de trabalho com acesso separado? Como hóspede de um parque temático, posso desfrutar da minha estadia se nunca encontrar trabalhadores a fazer manutenção ou personagens sem os seus fatos. No entanto, com os cuidados de saúde a evoluírem no sentido de o doente se tornar o defensor dos seus próprios cuidados de saúde e de os médicos fornecerem os conhecimentos necessários para ajudar os doentes na sua tomada de decisões, deverá a conceção física separar o que o modelo clínico está a tentar unificar? A medicina está a tornar-se mais transparente enquanto indústria - deverá o design refletir esta mudança?

Será altura de considerar algumas zebras na conceção dos cuidados de saúde? Talvez quartos de doentes mais pequenos, com maior ênfase no espaço para cadeiras e zonas de mobilidade; corredores que incentivem os doentes a sair do quarto (quando o controlo de infecções o permitir), a sentarem-se em bancos e a ligarem facilmente os seus dispositivos para se manterem ligados ao mundo exterior, a terem discussões dinâmicas em alcovas com os seus prestadores de cuidados de saúde, com maior espaço na zona de trabalho do corredor para o pessoal; maior visibilidade e interação com as equipas clínicas através de caminhos e fluxos comuns para que a conceção dos cuidados de saúde reflicta verdadeiramente a natureza mutável da relação médico-doente - uma equipa de colaboração unificada.

O ativista hospitalar Leland R. Kaiser, PhD, afirmou uma vez que *"o hospital é uma invenção humana e, como tal, pode ser reinventado a qualquer momento"*. Embora em medicina as batidas dos cascos impliquem muitas vezes que o que se está a passar é muito mais provável que seja o habitual do que o extraordinário, como designers de cuidados de saúde não nos esqueçamos da possibilidade de zebras à medida que avançamos com a próxima geração de pensamento de design hospitalar.

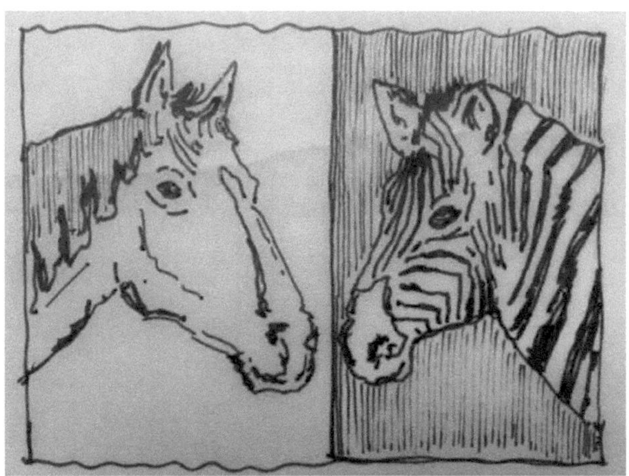

Esboço: Diana Anderson

Capítulo 12

Projeto da UTI em 2050: Olhando para a bola de cristal!

Este artigo foi publicado originalmente no Journal of Intensive Care Medicine. Referência: Halpern NA, Anderson DC, Kesecioglu J. Intensive Care Med. 2017 May;43(5):690-692. doi: 10.1007/s00134-017-4728-x. Epub 2017 Mar 17.

WHAT'S NEW IN INTENSIVE CARE

ICU design in 2050: looking into the crystal ball!

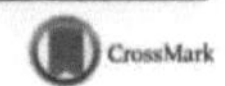

Neil A. Halpern[1,2,5*], Diana C. Anderson[3] and Jozef Kesecioglu[4]

© 2017 Springer-Verlag Berlin Heidelberg and ESICM

Neil A Halpern, médico

Chefe dos Serviços de Cuidados Intensivos

Departamento de Anestesiologia e Medicina Intensiva

Memorial Sloan Kettering Cancer Center, NY, NY

Professor de Medicina em Anestesiologia Clínica Professor de Medicina Clínica

Faculdade de Medicina Weill Cornell, Nova Iorque, NY

Diana Anderson, médica

Dochitect

Montreal, Canadá

Jozef Kesecioglu, MD

Departamento de Medicina Intensiva

Centro Médico Universitário de Utrecht Utrecht, Países Baixos

Introdução

    Algumas perguntas, mas ainda sem respostas: será que em 2050 as doenças, os diagnósticos e as terapias serão muito diferentes dos actuais? A insuficiência aguda ou crónica de órgãos, os problemas imunitários ou genéticos, ou a sépsis serão tratados com cuidados de suporte ou substituições bioartificiais de órgãos, regeneração de órgãos primários ou outras intervenções a nível genético, celular ou imunológico? Como serão os avanços da tecnologia, da conetividade e da informática? As respostas a estas perguntas acabarão por ter impacto na conceção das unidades de cuidados intensivos (UCI) no futuro.

Avanços na conceção de UCI

Acreditamos que, a nível genérico, a conceção das UCI continuará a estar indissociavelmente ligada às necessidades dos doentes, da família e do pessoal, aos conceitos de conceção dos hospitais, à distribuição do espaço, às capacidades informáticas, às abordagens aos cuidados nas UCI e à gestão das unidades, às realizações técnicas nas áreas do diagnóstico, da terapêutica e do controlo das infecções, aos recursos locais e da sociedade e às exigências regulamentares. As mudanças mais drásticas na conceção das futuras UCI ocorrerão principalmente nos hospitais e UCI recentemente construídos. As UCI existentes, com uma vida útil aproximada de 20-30 anos, continuarão a ser objeto de actualizações tecnológicas e cosméticas ocasionais. No entanto, a tecnologia de 2050 também pode permitir que os espaços de UCI sejam criados virtualmente em qualquer lugar dentro ou fora do hospital em períodos de tempo muito curtos; assim, o nosso conceito atual de um espaço de UCI claramente demarcado e de longo prazo pode evoluir. Para simplificar as nossas especulações de conceção de UCI para 2050, este artigo centrar-se-á no futuro dos espaços tradicionais de UCI bem demarcados e baseados no hospital.

Espaços hospitalares e de UCI

Atualmente, pensamos na distribuição do espaço hospitalar e das UCI como a percentagem de camas hospitalares utilizadas pelas UCI. Os hospitais maiores mantêm as percentagens mais elevadas de camas de UCI e o maior número de UCI especializadas. Prevemos que, no futuro, as tecnologias diagnósticas e terapêuticas das UCI se prestarão a apoiar todos os tipos de doentes das UCI. Se assim for, a conceção das UCI e a contratação de pessoal serão simplificadas, uma vez que as UCI especializadas serão menos necessárias e as camas de UCI poderão ser localizadas de forma eficiente numa grande área com serviços de apoio de base alargada, sustentados por uma infraestrutura eficiente de energia e informática.

Quartos e camas de UCI

Prevemos duas abordagens de conceção de UCI, consoante o espaço da UCI e as restrições de recursos. A primeira é a de um doente por quarto com paredes reais compostas por vidro LCD (ativado para privacidade ou para impedir a passagem). A segunda consiste em vários doentes num espaço aberto com paredes virtuais (proporciona privacidade virtual e controlo real das infecções).

O ambiente do quarto do doente na UCI será adaptável ao doente, aos visitantes e ao pessoal, e programado para monitorizar e controlar automaticamente a temperatura, a luz, o som e o ar. Para além da utilização de superfícies que previnem ativamente a colonização infecciosa, os sistemas de vigilância automatizados fornecerão avisos da presença de micróbios patológicos transportados pelo ar, dispositivos, mobiliário ou pele e activarão sistemas de descontaminação e purificação do ar e das superfícies. Grandes ecrãs com gráficos e sons diurnos, sazonais e calmantes, com imagens de família importadas digitalmente ou imagens e arte domésticas, proporcionarão serenidade e familiaridade, bem como entretenimento.

Camas de UCI

A conceção das camas de UCI melhorou ao longo dos anos com a integração de colchões melhorados, controlos electrónicos, monitores, conetividade e apoio à mobilidade de baixo nível. Especulamos que as modificações futuras continuarão a ser uma mistura de melhorias iterativas e mudanças transformadoras. O avanço mais dramático poderá ser a transição de uma cama de UCI aberta para uma cápsula de biosfera do doente totalmente fechada e controlada pelo ambiente (Fig. 1). Em termos operacionais, a cápsula funcionará totalmente fechada ou aberta em vários graus para expor o doente ao ambiente, ao pessoal médico local e aos visitantes.

O "colchão" evitará a degradação do tegumento através de uma mistura de uma cama de apoio e de terapias de suspensão pneumática. Os sistemas de exoesqueleto a bordo permitirão a mobilidade e o exercício tanto no interior como no exterior da cápsula. O colchão e os exoesqueletos serão "reimpressos ou refabricados" internamente, conforme necessário, para se adaptarem às necessidades do doente, utilizando sistemas locais de computação e impressão 3D. Tanto o interior como o exterior da biosfera, bem como a pele do paciente e quaisquer dispositivos invasivos, serão monitorizados quanto à colonização infecciosa e os sistemas a bordo limparão as áreas colonizadas durante e entre a ocupação do paciente, utilizando processos não tóxicos. Serão incluídos sistemas automatizados de remoção de resíduos que alimentam diretamente sistemas fechados de evacuação ou eliminação.

Câmaras avançadas e sistemas holográficos com capacidades totais de toque humano permitirão o contacto pessoal virtual por parte dos membros da família e do pessoal, mesmo sem os visitantes e o pessoal estarem fisicamente presentes quando a cápsula estiver totalmente fechada. Um capacete/visor para doentes fornecerá sistemas analíticos e de tradução neurológicos e psicológicos que convertem ou transformam as emoções e pensamentos dos doentes em expressões e comunicações baseadas em avatares, conforme necessário. Por outro lado, o visor também trará imagens e sons de casa ao paciente para personalizar intensamente a experiência na UTI e melhorar a orientação e diminuir o delírio.

Monitorização, diagnóstico, terapêutica e informática

Os diagnósticos, a imagiologia, a terapêutica, o ambiente e a telemedicina "holográfica", baseados em órgãos e sistemas, serão integrados na cápsula. O doente vestirá um fato personalizado com sensores incorporados que permitirão uma monitorização contínua e não invasiva dos órgãos superficiais e profundos. A cápsula albergará também dispositivos miniaturizados e integrados de imagiologia fisiológica dinâmica, bem como monitores que monitorizam o corpo ao nível do sangue, do sistema de órgãos, das células, do plasma e da genética.

Os aparelhos de diagnóstico por imagem fornecerão um canal virtual para o médico viajar através do corpo, visualizando todos os vasos, vias respiratórias, trato gastrointestinal, etc. O médico poderá recolher "virtualmente" amostras de tecidos e fluidos para análise imediata através da visualização dos componentes integrais (ou seja, ADN, estrutura dos tecidos) dos fluidos ou tecidos, seguida de uma reconstrução computorizada que evita a necessidade de obter amostras fisicamente. Os módulos terapêuticos também serão integrados em impressoras 3D para gerar stents individualizados e outros dispositivos implantáveis e suporte de órgãos. Sob a direção dos intensivistas, os mini-robôs farão diagnósticos e terapêuticas que não podem ser realizados virtualmente.

A biosfera da cama da UCI conterá uma plataforma terapêutica multimodal (ou seja, oxigenação e ventilação, suporte de órgãos naturais ou bioartificiais, terapia de substituição renal, ajuste de citocinas e medicamentos). O sistema terapêutico combinará automaticamente ou transitará sem problemas os cuidados de uma modalidade para outra. Os dispositivos serão controlados em circuito com sistemas de feedback direto a partir dos dados monitorizados do doente. Além disso, o módulo neurológico a bordo implantará terapias psicológicas para contrariar o potencial de delírio e as síndromes de angústia pós-UTI.

Os sistemas de camas serão geridos pelo programa de supervisão de inteligência artificial (IA) do WorldWide Critical Care Diagnostics and Therapeutics Center (WWCCDTC). O WWCCDTC, um enorme conjunto de dados de casos de medicina de cuidados intensivos, experiências, a investigação mais atual e algoritmos de cuidados; este sistema é totalmente autónomo e capaz de aprendizagem e análise profundas. O WWCCDTC contém o historial médico e a constituição psicológica do paciente, determina e acompanha em tempo real o seu estado clínico e as suas alterações, orienta o diagnóstico e supervisiona a prestação de cuidados terapêuticos. Os dados serão apresentados numa variedade de formatos personalizáveis no ecrã de cabeceira e à distância. Os sistemas de IA notificarão simultaneamente a equipa de cuidados intensivos dos principais problemas clínicos e das acções correctivas automatizadas e alertarão também a equipa de CCM quando novas investigações impuserem uma alteração do protocolo. Os alarmes, emitidos de forma silenciosa, deixarão de desempenhar um papel tão importante como atualmente, uma vez que o WWCCDTC e os sistemas informáticos, de diagnóstico e de correção internos da cama resolverão de forma eficiente e rápida a maioria das situações.

Fornecedores

Com a adoção e a integração destas tecnologias avançadas, a abordagem dos prestadores de cuidados intensivos evoluirá. Será necessário um quadro local de enfermeiros de cuidados intensivos e pessoal informático altamente qualificado. No entanto, a biosfera da cápsula e o sistema WWCCDTC, com os seus intensivistas e consultores holográficos, programados para comunicar com o doente, os familiares e o pessoal, ajustando-se simultaneamente às suas necessidades intelectuais, clínicas e emocionais, alterarão a necessidade de intensivistas locais. Clínicos e especialistas académicos em todas as áreas apoiarão os cuidados, mas remotamente e conforme necessário, uma vez que os cuidados essenciais na UCI se basearão em tecnologias à beira do leito, na avaliação e supervisão virtuais e nos mini-robôs.

Conclusão

É um grande desafio olhar para a bola de cristal e visualizar o que nos espera no futuro. Esperamos que esta leitura especulativa e intrigante dê aos nossos leitores um vislumbre de um futuro potencial. Se o sistema de cápsulas da UCI se tornar uma realidade e existirem várias cápsulas num grande espaço controlado de UCI, este ambiente de múltiplos doentes seria semelhante ao ambiente utilizado nos anos 50 para tratar a poliomielite

doentes com insuficiência respiratória que foram colocados em cápsulas de ventilação conhecidas na altura
como pulmões de ferro. Que ironia interessante, um regresso ao passado para alcançar o futuro!

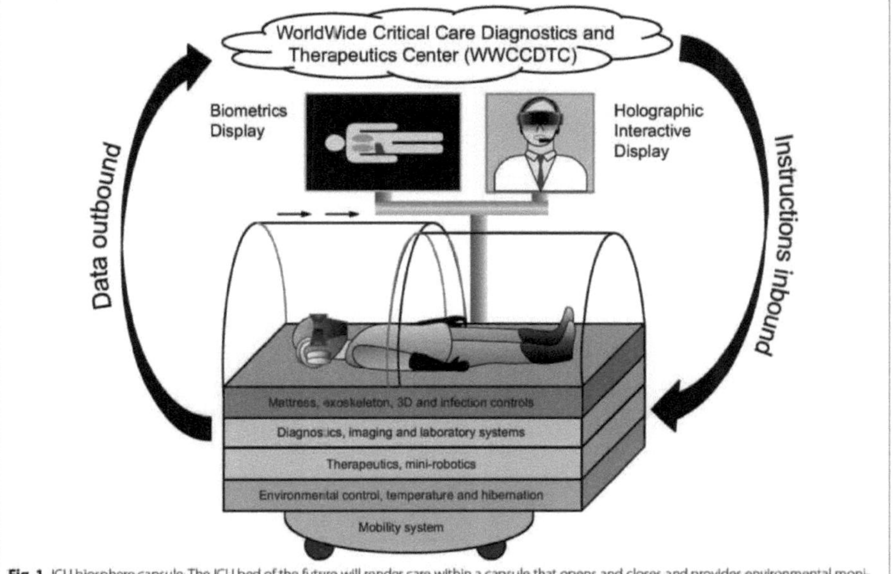

Fig. 1 ICU biosphere capsule. The ICU bed of the future will render care within a capsule that opens and closes and provides environmental monitoring and control, as well as ongoing biometrics display using noninvasive sensing technologies. Diagnostics and therapeutics will be rendered through a mix of on-board systems, local personnel and mini-robots, holographic intensivists and consultants all directed by an advanced informatics systems linked to the WorldWide Critical Care Diagnostics and Therapeutics Center (WWCCDTC). Mobility will be achieved using in-line exercise systems and exoskeletons to enable a full range of motion. Neurological and psychological analytics, patient communication and entertainment, and family interactions will be enabled through a virtual reality visor. Suspended hibernation systems will be available in the capsule for those patients who cannot achieve a successful clinical outcome

Author details
[1] Critical Care Center, Department of Anesthesiology and Critical Care Medicine, Memorial Sloan Kettering Cancer Center, 1275 York Avenue C-1179, New York, NY 10065, USA. [2] Department of Anesthesiology, Weill Cornell Medical College, New York, NY, USA. [3] Dochitect, Montreal, Canada. [4] Department of Intensive Care Medicine, University Medical Center Utrecht, Utrecht, The Netherlands. [5] Clinical Medicine, Weill Cornell Medical College, New York, NY, USA.

Acknowledgements
The authors thank Elaine Ciccaroni for her graphical design of the ICU capsule and also acknowledge Hugh Stehlik and Blake Fenwick, winners of the 2013 Core 77 Design Award for Strategy and Research for their Future of the ICU - Design concept.

Compliance with ethical standards

Conflicts of interest
Neil Halpern is a consultant to Bernoulli Health, Airstrip, Pronia Medical and Instrumentation Laboratory. Jozef Kesecioglu has received lecture honoraria from BD and QXV Communications Ltd. Diana Anderson declares that no conflicts exist.

Capítulo 13

Rumo a um futuro híbrido: Clínicos para a conceção

A Clinicians for Design foi co-fundada pelos **Drs. Anderson e Edelstein***. Como arquiteta de cuidados de saúde certificada pelo conselho de administração e médica de medicina interna, Diana Anderson, MD, uma "dochitect", combina a experiência educacional e profissional em medicina e arquitetura. Eve Edelstein, Ph.D., F-AAA, uma "neuro-arquiteta", aplica a sua investigação de doutoramento no National Hospital for Neurology & Neurosurgery e na University College London, como directora do Human Experience Lab na Perkins+Will.*

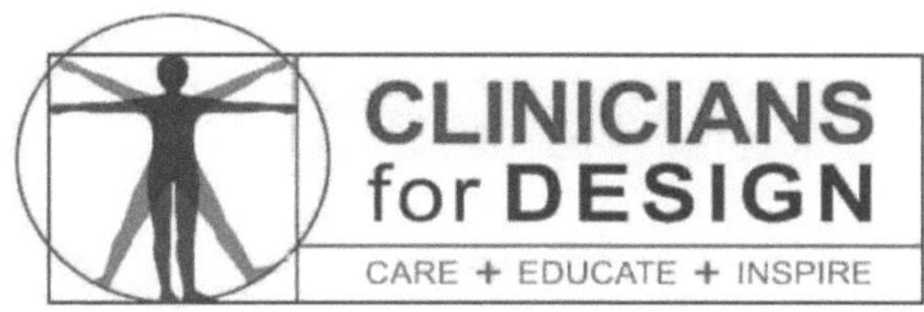

A Clinicians for Design (CfD) (www.cliniciansfordesign.com) é uma rede internacional de líderes com a visão de inspirar e promover ambientes e sistemas que enriquecem a interface dos cuidados de saúde. A nossa missão é envolver profissionais clínicos da investigação, educação e prática. Colaboramos para informar e transformar espaços, tecnologias, modelos e sistemas de prestação de cuidados de saúde. A CfD oferece um fórum único para os clínicos aplicarem os seus conhecimentos e experiência em "design thinking" ao serviço da prática médica e da evolução das políticas que irão melhorar os resultados dos doentes e dos prestadores de cuidados de saúde.

Cada vez mais, os médicos pedem não só a perspetiva do arquiteto, mas também o desenvolvimento de um conjunto de competências e de uma base de conhecimentos que lhes permita ajudar a moldar o futuro dos nossos ambientes e processos. O desenvolvimento de novas ferramentas e recursos pode ser moldado através da exploração das perspectivas dos profissionais médicos e de investigação. Ao coordenar o nosso conhecimento coletivo que abrange a medicina, a ciência e o design, podemos construir novos modelos de cuidados e melhores práticas. A nossa principal prioridade é melhorar o bem-estar dos doentes e dos próprios médicos.

Clinicians for Design oferece várias oportunidades para explorar a conceção de ambientes e sistemas que servem a prática médica, proporcionando um nexo que ajudará a moldar o futuro dos hospitais, da medicina e dos cuidados de saúde.

*Segue-se o resumo da apresentação do Dr. Anderson no workshop inaugural do Clinicians for Design (CfD) no Royal College of Physicians em Londres, Reino Unido, a 13 de junho de 2017. O workshop do CfD foi patrocinado pelo Human Experience Lab da empresa internacional de arquitetura e design, Perkins+Will. As reuniões e apresentações inaugurais foram também apoiadas pelo SALUS Global Knowledge Exchange e pelo European Healthcare Design Congress. *Ver Capítulo 14 para um comentário de Marc Sansom, Diretor Fundador da SALUS.*

Arquitetura e medicina:
Da intersecção pouco frequente à anastomose atípica

Diana C. Anderson, médica, ACHA
Dochitect® (Médico-Arquiteto)
Membro do Laboratório de Experiência Humana, Perkins+Will

RESUMO

Apesar de uma relação entre a medicina e a arquitetura desde a antiguidade, as profissões de arquitetura hospitalar e de prática médica progrediram lado a lado, mas raramente convergiram, e esta convergência é recente. O modelo do sanatório de tuberculose do século XIX ilustra a conceção de um ambiente destinado ao tratamento, em que o edifício servia de instrumento médico. Desde o advento das tecnologias de cuidados intensivos e dos tratamentos farmacêuticos avançados, a conceção hospitalar passou para um período mais semelhante a uma máquina industrial. Os arquitectos foram desafiados a manter um sentido de humanidade e a ultrapassar o aparato técnico através do design.

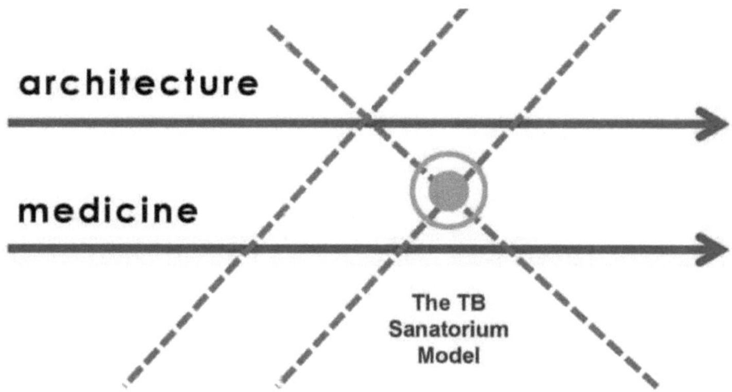

Cada vez mais, os profissionais de saúde e de design procuram partilhar conhecimentos e competências. Uma anastomose representa a ligação de duas estruturas normalmente divergentes. Em medicina, isto pode significar vasos sanguíneos ou outras estruturas tubulares, como alças de intestino. Esta ligação de partes separadas do sistema forma então uma rede, como um rio e os seus ramos. O campo dos cuidados de saúde está a mudar; a medicina reconhece cada vez mais os benefícios e o valor das ciências sociais e humanas na formação de médicos e práticas clínicas. A arquitetura está a adotar progressivamente o modelo de provas, a metodologia científica e a simulação no domínio da conceção hospitalar.

A prática clínica dos cuidados de saúde e os domínios da arquitetura, do planeamento e do design têm tradicionalmente ocupado mundos profissionais, sociais e culturais diferentes, com poucas oportunidades de colaboração interdisciplinar - até agora.

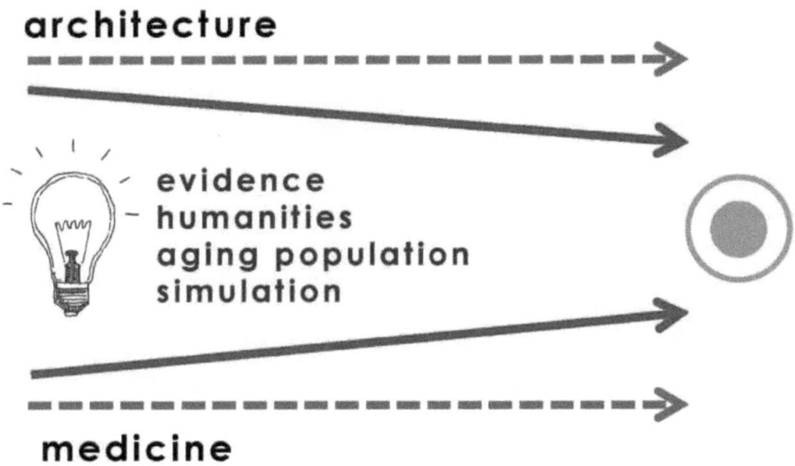

*Como é que os médicos e os arquitectos encontram um equilíbrio entre doença, saúde e design - inspirando em conjunto a emergência de um novo modo de prática? Os profissionais emergentes da arquitetura e da medicina pedem para ir além destas intersecções pouco frequentes e procuram uma convergência de modelos de carreira. Assim, propomos uma ligação duradoura entre a prática clínica e o design. Considerar o design terapêutico como uma possível forma de tratamento requer a participação tanto do clínico como do arquiteto - **uma verdadeira anastomose de campos.***

Capítulo 14

Moldar um novo mundo: Inovação na Intersecção

Comentário de Marc Sansom, Diretor Fundador, SALUS Global Knowledge Exchange.

O ritmo acelerado a que o nosso mundo complexo está a mudar exige novas formas de pensar para criar as soluções económicas, sociais, políticas e ambientais inovadoras de que a sociedade humana necessita para resolver os seus problemas mais difíceis. A resposta já não reside na especialização, mas na intersecção interdisciplinar crítica de competências e conhecimentos.

Na saúde e nos cuidados de saúde, a taxa de mudança é exponencial, com o avanço de tecnologias como a nanomedicina, a bioinformática computacional, a saúde digital, a cirurgia robótica, a inteligência artificial, a genómica e a medicina personalizada a terem um impacto potencialmente transformador no futuro da saúde e do tratamento médico.

Esses avanços científicos e tecnológicos existem tanto no contexto das vidas humanas como na arquitetura dos sistemas e ambientes que criamos para que elas prosperem em nosso benefício. A convergência da arte, da ciência e da tecnologia na saúde e na medicina neste milénio tem o poder de acelerar ainda mais as melhorias dramáticas que já fizemos na qualidade e na duração da vida humana. Mas será necessário que pensadores interdisciplinares compreendam, interpretem e maximizem o potencial das oportunidades de ligação criadas e desenvolvam soluções novas e inovadoras.

Embora continue a ser necessária uma compreensão e um conhecimento profundos de uma única disciplina, o nosso mundo futuro será moldado por aqueles que, ao longo das suas vidas, foram capazes de ver o mundo através de múltiplas lentes, de modo a obter uma compreensão e uma perspetiva mais holísticas.

Diana é uma daquelas pessoas que previu como seria este novo mundo e desenvolveu as suas competências e conhecimentos através da sua formação como médica e arquiteta. Ao cruzar estes dois mundos, o do design e o da saúde, Diana faz parte de uma nova geração de pensadores e líderes interdisciplinares que serão o farol para a geração seguinte na busca humana de um conhecimento e de uma melhoria cada vez maiores.

Esta coleção empolgante dos escritos de Diana reflecte esta nova abordagem, mas é, creio, apenas um aperitivo para o prato principal do trabalho e da carreira de Diana e para a influência que ela terá na forma como concebemos e prestamos cuidados de saúde e medicina em todo o mundo no futuro.

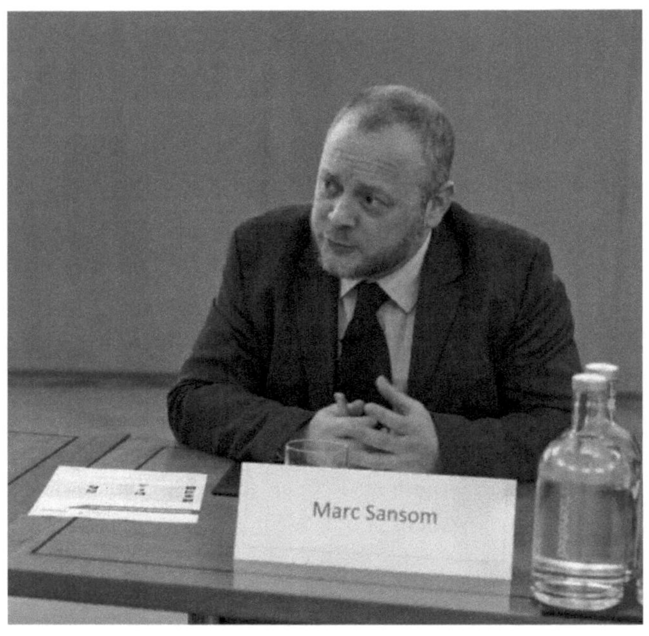

Marc Sansom, MBA
Diretor fundador, SALUS Global Knowledge Exchange
www.salus.global

Capítulo 15

Dochitecture: Um projeto para a mudança do sistema de saúde

A transcrição e as imagens que se seguem representam uma parte de um discurso proferido pelo Dr. Anderson como Oral Ignite! Talk no evento Medicine X de setembro de 2017, realizado na Universidade de Stanford (https://medicinex.stanford.edu/).

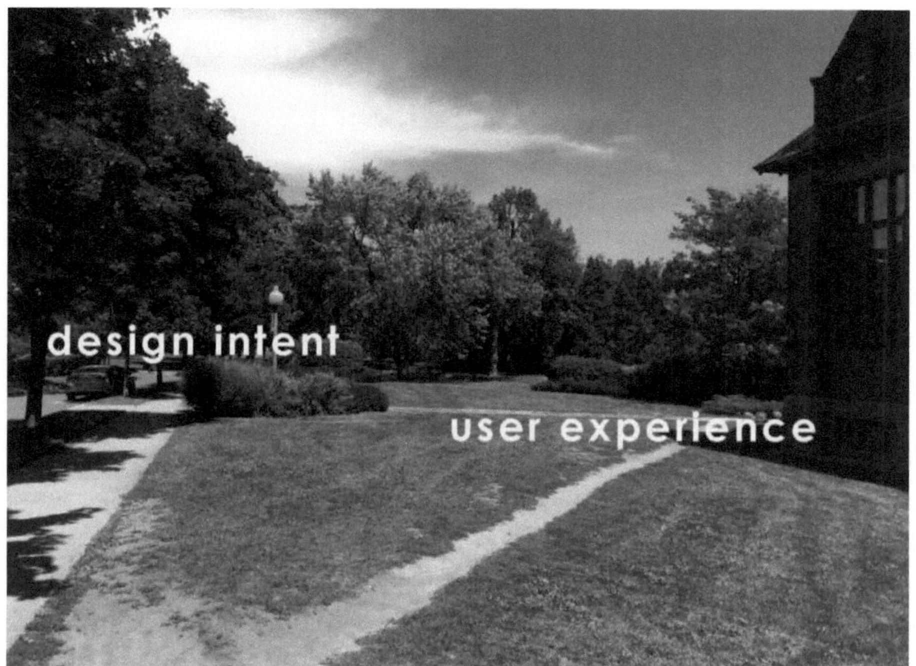

Foto: Diana Anderson

Existe frequentemente uma lacuna entre a intenção de conceção e a experiência final do utilizador nos espaços de cuidados de saúde. **A Dochitecture** tem como objetivo colmatar esta lacuna entre o design e a medicina. Através de uma maior colaboração híbrida e de novos níveis de compreensão interprofissional, os clínicos e os projectistas desenvolvem a base de conhecimentos necessária para moldar a mudança.

Dizem que, para os arquitectos, o lugar é importante. Eu sugiro que, para todos nós, o design é importante. A arquitetura vai tocar-nos a todos. A maioria de nós nascerá e terminará a sua vida num hospital. Sabemos intuitivamente que os espaços moldam o comportamento humano. Pergunte a um recluso ou a uma enfermeira se um edifício afecta a sua vida quotidiana - verá que a questão não deve ser SE afecta, mas de que forma e em que medida.

Baseamos as nossas decisões de conceção na investigação, na conceção baseada em provas (análogo aos médicos que utilizam a medicina baseada em provas na elaboração de planos de cuidados). Em 1984, um estudo trouxe para a ribalta a relação entre o ambiente construído e os resultados em termos de saúde. Os pacientes pós-operatórios que foram colocados num quarto com vista para a natureza tiveram estadias mais curtas no hospital e tomaram menos medicamentos. Mesmo sem investigação, sabemos que o acesso à luz do dia e ao ar fresco nos afecta. As anotações do diário de Florence Nightingale no século XIX já nos diziam isso.

Apesar de agora incluir os clínicos no processo de conceção, continua a haver uma lacuna fundamental entre a intenção da conceção e a experiência final do utilizador, com impacto na prestação de cuidados. Um exemplo clássico de conceção urbana - os passadiços pavimentados do campus mas, com o passar do tempo, os estudantes fazem os seus próprios percursos pedestres mais eficientes e directos.

Herman Herzberger, o arquiteto holandês, disse: *"O arquiteto é como o médico - deve simplesmente certificar-se de que o que é feito faz com que todos se sintam melhor"*. Os arquitectos, tal como os médicos, fazem um juramento de servir e proteger o bem público e de conceber um mundo mais belo. Já vi uma má conceção causar sofrimento aos doentes e ao pessoal. Mas uma boa arquitetura também pode promover a cura, potencialmente prevenir quedas, delírios, melhorar os sintomas de demência e melhorar a prestação de cuidados de saúde com poupanças de custos documentadas.

A era da implementação de um projeto de mudança cultural na medicina está a chegar. Os profissionais híbridos podem fornecer soluções integradas, inspirando em conjunto o aparecimento de soluções de design para ter impacto num novo modo de prática.

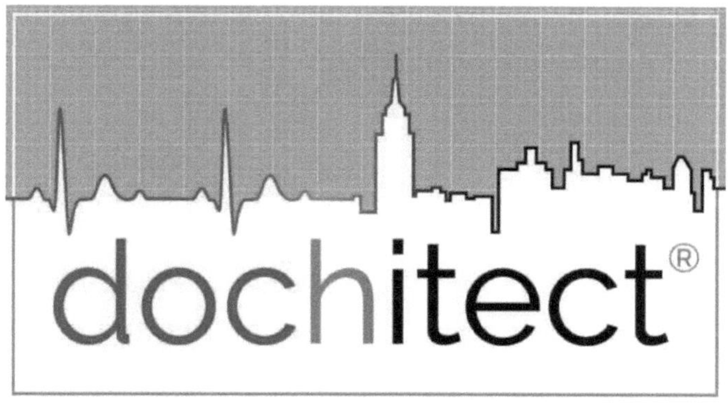

Eu estava a poucos dias do início do meu estágio; como é que eu podia ter alguma sugestão médica para lidar com o ritmo cardíaco desta doente? "Podíamos mudá-la para outro quarto com uma janela", disse eu ao grupo, o que suscitou vários olhares duvidosos. "Há provas", acrescentei, pois sabia que os médicos considerariam seriamente uma intervenção se esta tivesse sido documentada em estudos anteriores. De facto, existe um campo emergente que apoia o meu apelo às rondas para a conceção de espaços. O Design Baseado em Evidências (EBD), um análogo da Medicina Baseada em Evidências, surgiu a partir de um estudo de referência que examinou o efeito restaurador da natureza em doentes pós-operatórios. Os doentes com vista para a natureza, em comparação com uma parede de tijolo, tiveram estadias hospitalares pós-operatórias mais curtas, tomaram menos doses de analgésicos moderados e fortes e tiveram pontuações mais baixas em complicações pós-cirúrgicas menores.[1]

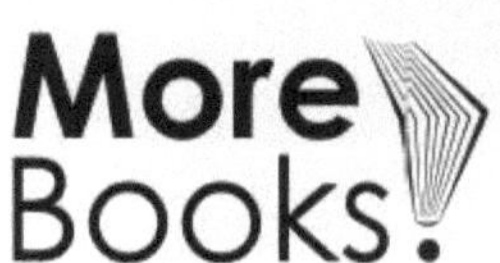

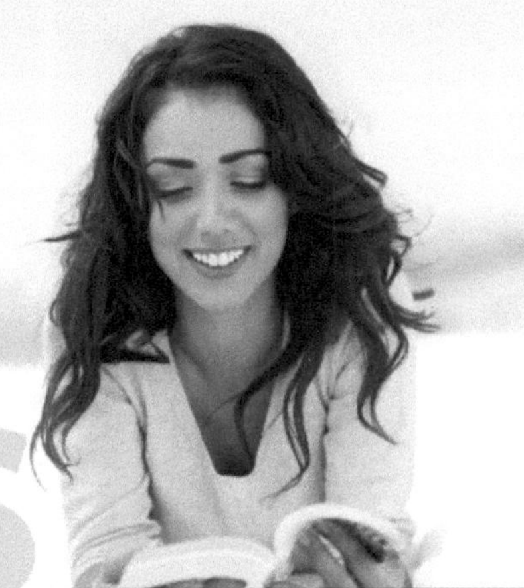

Buy your books fast and straightforward online - at one of world's fastest growing online book stores! Environmentally sound due to Print-on-Demand technologies.

Buy your books online at
www.morebooks.shop

Compre os seus livros mais rápido e diretamente na internet, em uma das livrarias on-line com o maior crescimento no mundo! Produção que protege o meio ambiente através das tecnologias de impressão sob demanda.

Compre os seus livros on-line em
www.morebooks.shop

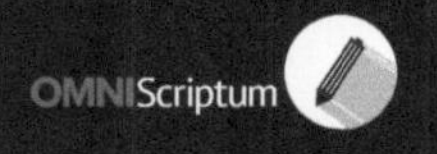

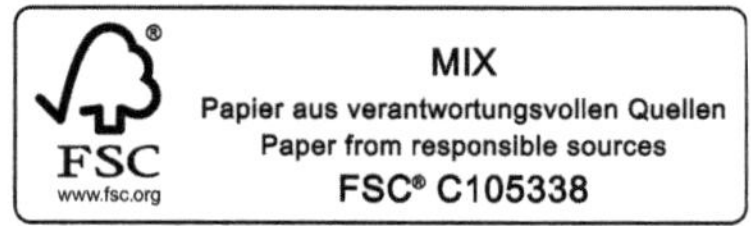

Printed by Books on Demand GmbH, Norderstedt / Germany